藤川徳美
精神科医

うつ消しごはん

タンパク質と鉄をたっぷり摂れば
心と体はみるみる軽くなる！

方丈社

はじめに

私はクリニックの院長を務める精神科医です。

患者さんの心の不調と日々向き合う中で、「医療は栄養摂取を軽視してきた」ことの非を痛感しています。「だるい、おもい、つらい」と不調を訴える人の多くは、肝心の栄養が満たされていないことが大きな問題なのです。


「食べすぎの方が問題では？」

「お腹いっぱい食べているのにどうして？」

と、思われるかもしれません。

しかし、栄養はたくさん食べれば満たされるのではありません。食べているつもりでも必要な栄養素を摂取できていないと、栄養失調になってしまいます。

食べる絶対量が少ないために起きる栄養失調は〝量的な〟栄養失調です。食の細い女性や高齢者に見られる症状です。

一方、必要量は満たされているのに栄養不足が理由で不調が起きることを、〝質的な〟栄養失調といいます。精神的な不良を訴える人の中には、この質的な栄養失調に陥っている人が少なくありません。

質的な栄養失調とは、「糖質過多＋タンパク不足＋脂肪酸不足＋ビタミン不足＋ミネラル不足」であり、普通にバランスよく食べている人は全員この質的な栄養失調状態にあるといえます。

一般的に、精神科医は「現代社会のストレス」や「心を落ち着かせる方法」などに言及することはあっても、「タンパク質と鉄分が大事」「糖質は控える」と、栄養のことから話をはじめる私のような医者は珍しいでしょう。

そもそも精神科や心療内科ではどのような治療を行っているのか、ご存じでない方もいらっしゃると思いますので簡単にご説明します。

精神科の治療は、精神科医が症状を診断し、それに応じた薬を処方するという薬物治療、それに加えて心理療法や認知行動療法を行うのが一般的です。外来治療と入院治療がありますが、クリニックは外来で病気に対する治療や助言、援助を提供する場所となります。クリニックによっては、これ以外にはデイ・ケアなどの特別なプログラムを実施しているところもあります。

私も開院当初はこのようなスタンダードな治療を行っていました。しかし、こうした治療を行っても治らない患者さんがほとんどでした。

さて、病気がよくなることを、「完治」といいますが、うつ病などの精神疾患は完治することがなかなか難しいとされ、「寛解《かんかい》」という状態が一定のゴールとみなされています。薬を止めても症状が出なければ「完治」、薬で症状をコントロールできているけれど、薬を止められない状態が「寛解」です。

寛解の状態は病気の症状は治まり、おだやかな状態ではあるので、精神科治療では、適度に薬を使いながら寛解という状態を維持していくことになります。

しかし、私はこうした一般的な精神科治療には疑問を感じています。寛解でよしとするのではなく、完治を目指す治療をするべきだと。寛解を目指して薬物療法をつづけても「精神治療薬欲しさに、病院を転々とする」というような、別の依存症を生んでしまっている側面もあるのです。

私は完治を目指す治療として、精神科治療に栄養療法を取り入れています。補足的に取り入れるというより、まずそれが土台です。「健やかに生きるベースとなる栄養をしっかり摂る」ということを大切にしないと、この土台がしっかりしていないと、薬物療法やその他の治療法も効果はないのです。

私の栄養療法についての理論と実践は、前著となる『うつ・パニックは「鉄」不足が原因だった』（光文社新書）にまとめていますが、この本を読んでくださった方々から栄養に関しての知見が広まったとのお声をいただき、多くの患者さんが当院を受診されています。所在地は広島ですが、中国地方の他県からお見えになる方もいらっしゃいます。

クリニックにおける栄養指導は、分子栄養学に基づいてプロテインやビタミン剤などのサプリメントを投与する「メガビタミン療法」を中心としています。第一義的に摂るべきビタミンやミネラルなどを指導し、その他のサプリメントは症状によって組み合わせます（治療については、『分子栄養学による治療、症例集』と題して、Kindle版とオンデマンド版を発行しています）。

一方、「病院に行くほどではないかもしれないが、なんとなく不調を感じる」という方からもSNSグループなどを通して問い合わせを受けるようになりました。心身が「だるい、おもい、つらい」という症状は、もしかしたらすでに病名が付く病気かもしれないので診察の必要がありますが、私の本やFacebookの情報を読んでご自身でサプリメントを摂取したり、食事を見直したりした結果、「ずいぶんよくなった」「元気になってきた」というお声もいただくようになりました。

私の栄養療法はプロテインやビタミン剤などのサプリメントありきです。とはいえ、人はサプリメントを飲んでいればそれでよし、というわけにはいかないでしょう。当然ながら食事も大切です。人生を豊かにするためにも、食の楽しみと健康を両立させていくことが理想です。なんとなく不調を感じるという病気予備群の方々にとっては、まずは食事内容を十分見直してから、適切なサプリメントで補うということが、王道であろうと思います。

「具体的に何を食べればいいのですか?」というご質問もよくいただきます。私自身も糖質を控え、タンパク質をしっかり摂取するために、さまざまな食べ物を試してきました。「肉が嫌い」「糖質が止められない」「サプリメントが苦手」というお悩みや患者さんのライフスタイルをお聞きしながら、「こんな食事をすれば適切な栄養が摂れる」というアドバイスもしてきました。

厚生労働省のホームページには、「日本では、100人に3~7人という割合でこれまでにうつ病を経験した人がいるという調査結果があります。厚生労働省が3年ごとに行っている患者調査では、うつ病を含む気分障害の患者さんが近年急速に増えていることが指摘されています」との記載があります。

うつ病が増加傾向にあるなら、その手前の「うつ病予備群」の人も相当数であることが予想されます。

ちょっとしたことで気分が悪くなる、何をするにもやる気が出ない、イライラして周囲に当たってしまう、朝すっきりと目覚められない、ストレスを感じるとドカ食いしてしまう、などの「病気ではないかもしれないけど、だるい、おもい、つらい」という、低空飛行の状態に悩んでいる方は多いと思うのです。

本書では、こうしたうつ病予備群の方々が、そのまま悪化してうつ病になってしまわないように、食事の工夫とサプリメント摂取の両輪で快活になるアドバイスをお伝えいたします。また、当院の患者さんでどんどん増えている「気持ちが楽になった」「キビキビ動けるようになった」という、臨床例もご紹介いたします。

食事の摂り方、栄養の摂取の仕方は、あなたが思っている以上に心の健康に影響を与えます。暑気払いならぬ、うつ気（うつな気分）を払って、さわやかに、元気に過ごしましょう。

うつ消しごはん　目次

女性は鉄をどんどん摂りなさい

肉は何をどのように摂ればいいか

第2章 うつ消しごはん――明るい食事の習慣術

質的な栄養失調から抜け出す方法

サプリ活用で効果倍増

第3章 うつ消しごはん——糖質と悪い脂質を減らす

精製された糖は減らしなさい

狂った脂肪は即やめなさい

目次

第5章 栄養改善による症例集

第1章

うつ消しごはん

――肉をたくさん食べなさい

第１章は
「増やす」をテーマに、何を食べれば
「だるい、おもい、つらい」を消し去れるか、
お伝えしていきます。
毎日一定量以上をしっかり食べることが
望ましい食品です。当院が指導する栄養療法は
タンパク質と鉄をたくさん摂ることが大前提です。
肉類にはタンパク質と鉄が豊富に含まれています。
「お肉なら食べていますよ」と
自信を持っていらっしゃる方でも、
具体的に食べている量をお聞きすると、
まったく足りていない、ということは多々あります。
特に食の細い女性は、ご自分で食べているつもりでも
必要なタンパク質の量に遠く及びません。
どうすれば「増やす」食べ方ができるか、
その工夫も併せてお伝えしていきます。

タンパク質をたっぷり摂りなさい

タンパク質は生命活動の〝第一人者〟

「増やす編」のトップバッターはタンパク質を含む食品です。タンパク質の英語Protein（プロテイン）は、ギリシャ語の「第一となるもの」に由来しています。いってみれば、生命活動の第一人者、まずもって増やす必要がある栄養素です。

私たちの筋肉や骨、皮膚、臓器、髪の毛などはタンパク質からつくられていることはご存じですよね。それだけではなく、血液、代謝酵素、消化酵素、ホルモンなどもタンパク質を原料にしています。血液の中で栄養素を運んだり、体内で化学反応の触媒の役目をする代謝酵素となったり、生体のホメオスターシス（恒常性）を維持するホルモン、骨組みをつくる繊維状タンパク質になるなど、体の中でさまざまな役を演じています。

このように、基本的な生命維持に欠かすことのできないタンパク質は、心の健康にも直接的に影響しています。それは、タンパク質が神経伝達物質の原料になっていることです。神経伝達物質とは、脳内において神経細胞と神経細胞の間の情報伝達を担う物質のことです。心を落ち着かせる働きのあるセロトニン、喜びを感じさせるドーパミンなどの神経伝達物質はタンパク質が足りないと十分につくられないことから、心の状態にも大きな影響を与えています。

また、グルタミン酸、γ-アミノ酪酸、グリシンなどのいくつかのアミノ酸は、これらのアミノ酸そのものが神経伝達物質としての役割を果たしていることもわかっています。「抑うつ気分」は、神経伝達物質が不足してうまく働いていないことから起こりますが、それはタンパク不足からきていることは多いのです。

ですから、大人も子どもも、タンパク質は常に体に供給しなくてはなりません。「子どもは成長に必要だけど、大人は筋肉も骨もできあがっているから、少量でよいのでは？」というのは間違いなのです。

体をつくっている筋肉や骨などのタンパク質は常に分解され、新しいタンパク質に変わっています。その材料の供給がストップすると、筋肉や骨のタンパク質がひたすら分解されるだけになり、体内でさまざまな働きをするタンパク質が足りなくなってしまいます。

毎日分解と合成を繰り返すタンパク質

体の中のタンパク質は分解と合成を繰り返し、新しい細胞が古い細胞と入れ替わります。肝臓のタンパク質は約2週間で、赤血球は120日で、筋肉のタンパク質は180日でその半分が入れ替わります（これを半減期といいます）。この入れ替わりの過程で、体内のタンパク質が減少することは避けられないのです。

大人の場合、1日に200～300gのタンパク質が体の中で分解されており、後ほど詳しく説明しますが、そのうちの50～70gが1日のうちに食物として摂らなければならない。それが必要なタンパク質の量です（その人の症状や目的によってはさら多くの量が必要です）。

「タンパク質は摂りたいけど、そんなにたくさんの肉は食べられない」という人もいます。実は肉が食べられなくなってしまうのも、タンパク不足に要因があります。

まず、胃や腸などの消化器そのものがタンパク質からつくられていますので、そもそもの材料が不足すると、本来の胃腸が健康に働きません。また、タンパク質が不足すると、消化酵素も不足してしまい、消化吸収能力は全般的に落ちてしまいます。タンパク不足が原因で、肉（タンパク質）が食べられない、それがさらなるタンパク不足を引き起こす、という悪循環に陥ってしまうのです。

ですから、最初はプロテインなどを少量でも追加してタンパク質を食べつづければ、胃腸が整ってきて、しっかり食べられるようになります。

動物性のタンパク質が効率的

タンパク質は20種類のアミノ酸が結合してできています。アミノ酸の中には、体内で合成できないため、必ず食べ物から摂らなくてはならないものがあります。これらは「必須アミノ酸」と呼ばれ、成人の場合はイソロイシン、ロイシン、トリプトファン、リジン、メチオニン、フェニルアラニン、ヒスチジン、スレオニン、バリンの９種類です（子どもはこれらにアルギニンを加えた10種類）。

必須アミノ酸は、９種類のうち一つでも必要量に満たないものがあると、もっとも少な

アミノ酸の桶の理論

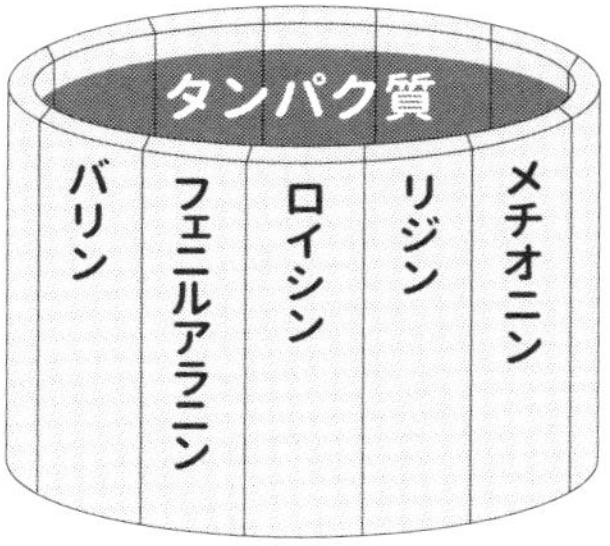

十分なタンパク質を生成

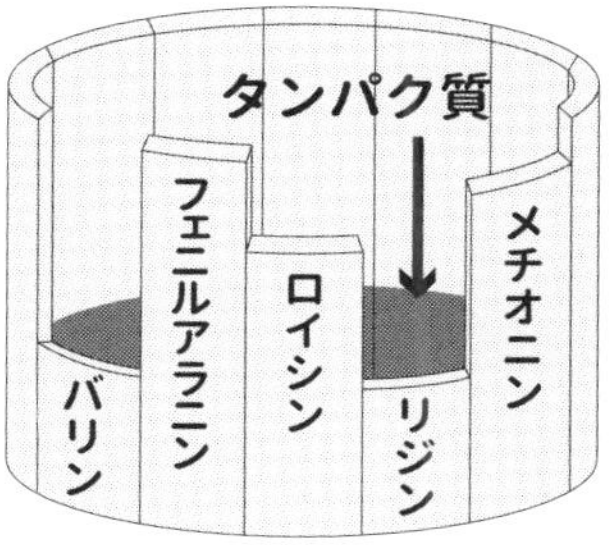

十分なタンパク質を
生成できない

いアミノ酸に準じた量しかタンパク質がつくられません。偏って多量に摂取したアミノ酸は、すべて無駄になってしまうのです。

このしくみは「桶の理論」として知られています。

一つの必須アミノ酸を、1枚の板に見立て、桶に例えて表したものです。全てのアミノ酸が満たされると桶が高くなり、桶の中の水(=タンパク質)は満たされます。しかし、何か一つ不足してしまうと、板の高さが1枚足りない桶のように、水(タンパク質)をためることができません。

9種類の必須アミノ酸のすべてがバランスよく含まれていると、十分なタンパク質が生成されるということになります。

桶の理論がわかれば、さまざまなアミノ酸をバランスよく積極的に摂取する意味がご理解いただけると思います。タンパク質がバランスよく含まれる、より多く含まれる食べ物を選ぶ、もしくは含まれるアミノ酸の種類を鑑みて、うまく組み合わせて摂取することが大切になってきます。

タンパク質は最も必要な栄養素だからこそ、たくさん食べるためには、効率的に摂ることを考えなくてはなりません。「お腹がいっぱいになればいい」と、無駄なものを食べていては、肝心のタンパク質を含む食品を食べられなくなってしまいます。無駄なものばかり食べて、大事なものを食べていないことが、質的な栄養失調の原因です。

プロテインスコアで比較せよ

タンパク質には大きく分けて、「動物性タンパク質」と「植物性タンパク質」がありま す。その両方をバランスよく摂るように促す識者もいますが、私はがぜん動物性タンパク質をたくさん摂る方に軍配を上げます。大豆などの植物性タンパク質も悪くはありませんが、含まれているタンパク質の量と質を考えると、非効率だと考えるからです。

タンパク質を効率的に摂るためには、その食品の中にどれくらいの割合でタンパク質が含まれているのかを知る必要があります。その指標としていただきたいのが、「プロテインスコア」です。「アミノ酸スコア」という指標もあり、混同されがちですが、この二つは若干異なります。

プロテインスコアとは、１９５７年にＦＡＯ（国連食糧農業機関）によって提示された食品中のタンパク質の品質を評価するための指標で、卵および牛乳のアミノ酸組成から導かれています。その後、プロテインスコアでは栄養摂取の目標達成は困難との判断から、後にアミノ酸スコアとして目標数値が緩和されました。

プロテインスコアとアミノ酸スコアを比較すると、アミノ酸スコアの方が、数値が高い食品が多いことがわかります。

一般的にもアミノ酸スコアの方がよく知られていますし、改定された新しい指標を採用すべきという考え方もあると思います。

プロテインスコアとアミノ酸スコア　比較表

	プロテインスコア	アミノ酸スコア
鶏卵	100	100
シジミ	100	100
鶏レバー	96	100
豚レバー	94	100
イワシ	91	100
豚肉	90	100
マトン	90	100
カジキ	89	100
アジ	89	100
牛レバー	88	100
イカ	86	71
鶏肉	85	100
チーズ	83	92
牛肉	79	100
白米	78	65
牛乳	74	100
エビ	73	71
カニ	72	81
タコ	72	71
サケ	66	100
小麦粉	56	41
大豆	56	86

タンパク質を10g摂取するための必要量

牛肉　65g	アジ　56g	コーンフレーク 690g
豚肉　83g	カジキ　48g	米飯 650g
鶏肉　55g	エビ　86g	食パン 280g
羊肉　68g	たらこ　60g	うどん 690g
チーズ　50g	卵　79g（1.5 個）	そば 360g
イワシ　63g	味噌 160g	オートミール 100g
サケ　58g	豆腐 330g	ジャガイモ 1097g
サンマ　52g	牛乳 470g	

私が尊敬し、栄養療法の基本にしている「メガビタミン療法・三石理論」の提唱者である故・三石巌先生は、プロテインスコアを重視すべきといっています。私もアミノ酸スコアは、肉類がすべて100になっていたり、大豆の数値がずいぶん上がっていたりと、基準が甘いのではないかと思います。したがって、本書ではプロテインスコアで必要なタンパク質量を考えていくことをお勧めします。

プロテインスコアを見ると、植物性タンパクに比べて、動物性タンパクの方が圧倒的に高いことがわかります。プロテインスコアが100を示すのは、卵とシジミのみです。さすがの肉類は100には届かないものの、いずれも高水準ではあります。

一方、植物性タンパク質は比較的低めの水準です。ということは、必要なタンパク質を摂取するためには大量に食べなくてはならないということです。たとえば、１日に必要なタンパク質を豆腐で摂るとしたら、１食２丁×３回の量が必要になります。いくらなんでもそんなには、食べられないでしょう。

タンパク質を10ｇ摂取するためにはどれだけの量を食べればいいのか、プロテインスコアから換算した表を掲載しておきます。ご参考にしてください。

次の表は、１日にどれだけのタンパク質が必要かを表したものです。厚生労働省の基準値ですら、体重50kgの人が健康維持のために必要なタンパク質は１日50ｇと定めています。筋肉トレーニングをしている人や美肌・アンチエイジングを目指す人、難病の治療であれば、１日に最低１００ｇくらいは必要です。

タンパク質の食事摂取基準

（推定平均必要量、推奨量 g/ 日）

出典：厚生労働省「日本人の食事摂取基準」（2015 年版）より作成

性別	男性		女性	
年齢等	推定平均必要量	推奨量	推定平均必要量	推奨量
1〜2（歳）	15	20	15	20
3〜5（歳）	20	25	20	25
6〜7（歳）	25	35	25	30
8〜9（歳）	35	40	30	40
10〜11（歳）	40	50	40	50
12〜14（歳）	50	60	45	55
15〜17（歳）	50	65	45	55
18〜29（歳）	50	60	40	50
30〜49（歳）	50	60	40	50
50〜69（歳）	50	60	40	50
70 以上（歳）	50	60	40	50
妊婦（付加量）				
初期			+0	+0
中期			+5	+10
後期			+20	+25
授乳期（付加量）			+15	+20

女性は鉄をどんどん摂りなさい

女性のうつ・パニックは「鉄不足」が原因

タンパク質を摂るということと並んで、私の治療の柱となっているのは、鉄をしっかり摂ることです。前著に詳しくまとめていますが、女性のうつやパニック障害とみられる症状の多くは、体内に鉄が満たされていないのです。

健康診断で貧血を判断するときは血液中のヘモグロビン値をみると思いますが、本当に鉄不足かどうかを知るためには、フェリチン値を測る必要があります。

フェリチンとは鉄と結合しているタンパク質の一つです。体の組織の細胞質に存在していて、フェリチン値はその人が維持する鉄の量を表します。たとえるなら、ヘモグロビン値は財布のお金、フェリチン値は貯金と考えればわかりやすいでしょう。

当院でうつ・パニック障害の症状を訴える女性の多くは、このフェリチン値が著しく低いのです。「潜在性鉄欠乏症」という症状はうつと同じような症状が表れますが、おそらくうつ病と思われる人の中に、潜在性鉄欠乏症も多いと考えられますし、潜在性鉄欠乏症が原因でうつやパニック障害に至っている場合もあるでしょう。

そもそも日本女性全体のフェリチン値が低いことが問題です。病院に行くほどでなくてもだるい、おもい、つらい、イライラする、頭痛がする、元気が出ないなどの不定愁訴は、鉄不足の影響が大きいと思います。

特に月経がある時期の若い女性は、毎月血液と一緒に鉄分を排出していることになり、慢性的で深刻な鉄不足に陥っています。5章で症例をご紹介しますが、タンパク質と鉄を補うことで、うつやパニック障害の症状がすっかりなくなる方はとても多いのです。

日本人女性の鉄不足の現状

ここで改めて日本人女性の鉄不足の現状について見ていきましょう。

20〜49歳の日本人女性のフェリチン値を示したものが、次の表になります。年代別のフェリチン値が示されています（鉄剤投与中の人、妊娠中の人は除外）。

日本人女性（20 ～ 49 歳）のフェリチン値

フェリチン	20 ～ 29 歳	30 ～ 39 歳	40 ～ 49 歳
～ 10	23.5	32.7	35.7
10-30	43.4	38.8	34.4
30-50	17.1	19.0	14.9
50-100	20.8	8.2	16.9
100 ～	0	0.3	1.9

（平成 20 年厚生労働省国民健康・栄養調査より抜粋）

これを見ても、女性の20～40代のあらゆる年代で、フェリチンが30以下の人は70～80％もいることがわかると思います。フェリチン30以下は重度の鉄不足です。

また、鉄が満たされている人、すなわちフェリチン１００以上を示すのは、20代ではゼロ、その他の世代もそれに等しい少なさです。

当院でも受診されるほとんどの女性患者のフェリチン値を測定しています。初診時のフェリチン値は次の通りです。

当院を受診した15—50歳の女性患者（合計２１７人の測定値）

フェリチン10以下：87人、40・１％

日本人女性（50歳以上）のフェリチン値

フェリチン	50～59歳	60～69歳	70歳～
～10	9.0	2.4	6.2
10-30	15.8	9.1	19.7
30-50	20.6	18.6	19.0
50-100	35.9	41.6	32.7
100～	18.6	28.3	24.6

（平成20年厚生労働省国民健康・栄養調査より抜粋）

フェリチン11～30：79人、36・4%
フェリチン31以上：51人、23・5%

やはり全国的な調査と同じく、フェリチン値が低い、つまり鉄不足であることがわかります。
一方で、50歳をすぎた日本人女性のフェリチン値はどうなっているでしょうか。同じく厚生労働省の調査から見てみましょう。

50歳以上の日本人女性の、最重度の鉄不足は極めてまれであるという結果が出ています。月経、妊娠、出産等で鉄を失うことがなくなることが大きな理由です。とはいえ、フェリチンが30前後～50以下という、中程度の鉄不足の人は多いようです。

当院を受診された51歳以上の女性患者のフェリチン値も全国的な調査と近い割合になっています。

当院を受診した51歳以上の女性患者

フェリチン10以下：４%
フェリチン11～30：16%
フェリチン31以上：80%

こうした結果から見ても、日本人女性の鉄不足、特に月経のある時期の女性の鉄不足は顕著であることがわかります。しかし日本では、これといって対策がなされていないのが現状です。

欧米などの他国では鉄分補給対策がある

日本女性が鉄不足になる原因は食生活です。土壌のミネラルが減少したため、農作物から摂れる鉄分も減少してしまいました。

一方、他国の女性、特に欧米の女性は日本女性のような鉄不足はありません。欧米では、鉄分を多く含む肉を日本人の3倍ほど食べます。また、欧米を中心とした50カ国以上の国では、小麦粉にあらかじめ鉄が添加されるなどの鉄補給対策がなされています。その理由は、1940年代に鉄欠乏性貧血が多く発症し、その対応に困ったという時代があったのです。この対策のおかげで、鉄不足の頻度は減少したということです。

米国、英国、カナダ、トルコ、タイ、スリランカなどの国々で、同様の鉄不足対策がとられており、メキシコではトウモロコシ粉、モロッコでは塩、フィリピンでは米、中国ではしょう油、東南アジア諸国ではナンプラーに、鉄が添加されています。

米と魚が中心の食事であるカンボジアでは、鉄不足を問題視して、料理をするときに鍋の中に入れる鉄の塊をつくっていました。しかし、鍋に鉄の塊を入れるのを嫌がってなかなか普及しませんでした。そこで、「魚の形をした鉄の塊」をつくったそうです。魚は

「神様の遣い」というよいイメージがあり、かわいいデザインと相まって、無事に広まってきたとのことです。

このように、世界各国で鉄不足を改善するために努力しているにもかかわらず、日本ではこうした対策はありません。私たちは自発的に鉄を摂る必要があるのです。

鉄不足が深刻な日本女性

日本女性の多くは鉄不足で、欧米諸国の女性は、鉄は満たされている。その最大の要因は、日本女性と欧米女性では肉を食べる量がまったく違うということです。そもそも欧米は日本の3倍ほど肉を食べます。日本人の中でも男性は女性より肉を食べる傾向にあるので、男性の鉄不足は少ないのです。それでも当院を受診される男性は菜食主義などの何らかの理由で鉄不足がありました。欧米でもベジタリアンの方は鉄不足があるようです。

鉄不足を解消するために摂るのは「肉」です。

「野菜にもミネラルがある」「ヒジキやプルーンを食べているから大丈夫」という方もいますが、それではまったく鉄は摂れません。

厚生労働省の「国民栄養調査」によると、日本人の鉄摂取量は、約60年前の1950年から、約6分の1に減少しています。また、加工食品を食べることが増えていると思いますが、加工食品は素材の時点では含まれていたビタミンやミネラルがなくなってしまいます。穀物もほとんど精製されているので、マグネシウムや亜鉛、鉄も、はぎとられてしまいます。鉄分の豊富なレバーも食べなくなりました。日本人の貴重な鉄・タンパク補給源であった鯨肉も食べられなくなりました。肉も冷凍するとビタミンは減ってしまいます。

ヒジキに鉄分が多いとされたのは、昔は鉄の鍋で煮ていたからです。「ヒジキ煮」の鉄分含有量は、9分の1まで減ったそうです。南部鉄器のやかんを用いたお茶には鉄が溶け出していました。今は鉄製品の調理器具もなくなってしまいました。

鉄分をほうれん草には頼れない

患者さんの中には「ほうれん草には鉄分が多く含まれているので十分量を食べていたのに鉄不足なんて」と驚かれた方もいました。先にも述べましたが、植物の鉄分はわずかですし、昔よりも含有量は減少しています。

肉や魚の鉄は主にヘム鉄ですが、ほうれん草は非ヘム鉄です。非ヘム鉄の吸収率はヘム鉄の10分の1と著しく低いのです。ほうれん草だけで必要な鉄を摂取するためには、毎日バケツ4杯くらいの量を食べなくてはならない計算になります。実際は吸収率も低いので、それ以上の量が必要になるでしょう。

ヘム鉄は、肉・魚などの動物性食品に含まれ、中でも、レバー、牛肉、カツオやマグロなどの赤身の魚などに多く含まれています。ヘム鉄は肉・魚などの動物性食品に多いのです。

一方、非ヘム鉄は、ほうれん草や小松菜などの野菜、穀類、プルーンなどの果物、ヒジキなどに含まれています。卵にはヘム鉄も非ヘム鉄も両方含まれています。

植物性の非ヘム鉄の吸収率は、1〜5%です。一方、動物性のヘム鉄の吸収率は10〜20%ですので、ヘム鉄の方が吸収率は高いのです。

ほうれん草やプルーンなどは「鉄分が多い」といわれます。しかし、非ヘム鉄が含まれる植物性の食品だけでは、鉄不足になってしまいます。さらに、非ヘム鉄は、腸管から吸収される際に、野菜などに含まれる食物繊維や、玄米に含まれるフィチン酸、コーヒーやお茶に含まれるタンニンなどの作用で、吸収が阻害されます。胃壁や腸管が荒れやすいともいわれます。

一方、ヘム鉄は、鉄イオンがポルフィリン環というものに囲まれているため、食物繊維やタンニンなどからの吸収阻害を受けにくく、また胃壁や腸管を荒らしにくいという特徴があります。さらに、ヘムオキシゲナーゼという酵素の働きで吸収量が調節されますので、鉄の過剰摂取にもなりにくいというメリットもあります。

鉄の過剰摂取については、第2章でもお伝えしますが、経口で摂取する限り、心配はありません。医学書などにも判で押したように鉄の過剰摂取がいわれていますが、それは鉄の注射を過剰にした場合などに限られます。過剰摂取をおそれるあまり、鉄不足が加速することの方が問題だと思います。

さまざまな鉄の働き

鉄不足は「貧血」ばかりが問題にされますが、鉄は「血液の赤血球の合成」という役割以外にも、大切な役割をいくつも担っています。

まず、鉄は神経伝達物質であるセロトニン、ドーパミン作成の際の補因子になります。うつ病が起こる原因の一つに、神経伝達物質であるセロトニンやドーパミン、ノルアドレナリンが減少しているということが挙げられています。これらは、モノアミン系の神経伝達物質と呼ばれており、セロトニンは心を安定させ、ノルアドレナリンはやる気をつくり、ドーパミンは快楽をつくる作用にかかわります。鉄は、これらの神経伝達物質をつくる際に必要なのです。

次に、鉄は体内で発生する活性酸素を除去する役割もあります。活性酸素は体の中でよい働きもありますが、増えすぎるのはよくありません。鉄は増えすぎた活性酸素から身を守るための強力な抗酸化物質・カタラーゼという酵素の働きにも関与しています。

また、第3章でも解説しますが、身体のエネルギーをつくるエネルギー代謝の最終段階の電子伝達系において、鉄は必須です。こうした基本的な生命活動やエネルギー代謝に鉄が必要不可欠であることを忘れないでください。

肉は何をどのように摂ればいいか

肉は少なくとも200g毎日食べる

さて、タンパク質を摂るためには、プロテインスコアが高い食品を摂ることが必要であること、そして、プロテインスコアが高い食品は肉、卵、魚類であることがわかりました。また、鉄という大事な栄養素をしっかり摂るためにも、やはり肉を食べる必要性がご理解いただけたと思います。

魚のタンパク質も良質ではありますが、鉄が含まれているのは赤身ですので、白身魚には鉄は期待できませんし、魚を食べるだけでタンパク質の必要量を摂取しようとするのは難しいでしょう。魚の場合は、食べられる身の部分は少ないので、食べているつもりでも、実際はそんなに多くの量は食べられないものです。

たとえば、夕食のおかずにサンマを1尾食べたとします。サンマ1尾１００~１３０gですが、骨を除くと身はその半分程度でしょう。したがってタンパク質を30g摂取するためなら3~4尾食べる必要があります。一方、牛肉をすき焼きにすれば、２００g食べるのも難しくないでしょう。そうすればタンパク質を優に30g以上は摂ることができます。サンマ定食でサンマを1尾食べただけでは全くタンパク質が足りていないのが理解できると思います。

肉であれば種類も豊富で多様な食べ方や料理法がありますので、十分量食べることができます。

つまり、タンパク質を30g摂取するためには、肉なら２００gでOKなのですが、同じ量のタンパク質を摂取するためにはサンマなどの魚なら3~4尾必要となります。魚を食べていてもなかなか十分量のタンパク質が摂取しにくいことがわかると思います。

これは計算上の比較です。実際には昼にサンマを食べて夜にすき焼きを食べればよいわけですので、魚を食べても意味がないということではありません。ただ、小食の方ほど、肉を食べた方が効率よくタンパク質が摂取できるということは、おわかりいただけるのではないでしょうか。肉なら種類も豊富で多様な料理法がありますので、たくさん食べることができます。

肉は体に悪い？

残念ながら、「肉は体に悪い」と思っている方はまだいらっしゃいます。診察室では、「マクロビオテック（玄米菜食主義）をつづけていた」「植物性のものが体によいと思っていた」という方々にもよくお会いします。

「日本人は穀類や野菜を中心に食べてきたため腸が長いから、肉や脂肪を摂ると体調が悪くなる」「食生活の欧米化にともない、肉や油脂を摂りすぎていることが病気の原因」などということがまことしやかにいわれますが、これも間違いです。肉は悪いという間違った健康知識を信じて、心身共に不調をきたした方は多いのです。

体と心の健康を取り戻すためには、考え方を切り替えて、まずは肉を食べることが肝心です。肉はプロテインスコアが高い、つまり人の体内で合成できない必須アミノ酸がバランスよく含まれているということです。先ほどの「桶の論理」で述べたように、バランスよく摂らないと、体内でタンパク質として使われません。

牛肉はタンパク質と鉄がたっぷり

牛や豚などの赤身の肉が赤いのは、鉄分が豊富に含まれているからです。牛肉はタンパク質と鉄を一緒に摂取できる恰好の食品です。牛肉には良質のタンパク質や脂質、ビタミン・ミネラル類が豊富で、病気を予防するなど生体調節機能があることが最新の研究でもわかってきています。

牛肉には鉄のほかに亜鉛などのミネラルが豊富です。飼料をふんだんに与えて太らせた霜降り肉より、グラスフェッド（牧草飼育）の赤身の肉の方が、良質の脂肪酸であるオメガ3脂肪酸が多く含まれますので、よりお勧めです。

具体的に牛肉のどの部位を食べたらよいの？　と思われる方も多いでしょう。鉄分が一番多いのはレバーですが、レバーは苦手だという人も多いと思います。牛肉の赤身の肉ならどれでも、鉄分もタンパク質も十分摂取できます。加えてビタミンB類も豊富です。せっかく美味しい牛肉を食べるなら、健康にも効果的な食べ方をしたいですよね。

肉の調理法はどのようなものでもかまいませんが、牛肉ならシンプルに塩コショウで味付けしたものがおいしいのではないでしょうか。私は塩コショウを振ったハラミ肉の塊の表面をバターを使いフライパンで焼いて、オーブンで２００度、15分で火を通すなどして食べています。ソースに凝れば味のバリエーションが広がります。ただし、ケチャップや中濃ソース、みりん、砂糖などの甘味がある調味料を多用するのは避けましょう。

豚肉１００g～で１日分のビタミンＢ１が摂れる

豚肉には、タンパク質と鉄はもちろんのこと、エネルギーの代謝を促すビタミンＢ１、皮膚や粘膜の生成を促すビタミンＢ２、筋肉や血液の生成を助けるビタミンＢ６などが多く含まれています。なかでも、ビタミンＢ１の含有量は最も多く、豚肉１００gを食べるだけで、日本人成人男子（20～29歳）の１日の必要量の85％を摂れることになります。しかも、豚肉のビタミンＢ１は加熱しても壊れにくく、体内での吸収率も優れています。

豚肉は牛肉より安価ですし、日々の疲労回復に最適です。料理のバリエーションも多いと思いますので、ぜひ毎日の食卓に取り入れてください。

鶏肉は消化がいい

鶏肉は、ほかの肉と比較すると消化がよいのも特長です。

鶏肉に含まれるアミノ酸には、肝臓の機能を高め、脂肪肝の予防になる必須アミノ酸のメチオニンがあり、体全体の老化を防いでくれる成分でもあります。

アミノ酸結合体の一種であるイミダペプチドには、優れた抗疲労効果もあります。鶏ムネ肉50gの中にはイミダペプチドが２００㎎と豊富に含まれています。

鉄分が多いのは鶏レバーです。居酒屋で焼き鳥を注文するときは、必ず鶏レバーも食べるようにするといいでしょう。

ラム肉や馬肉、ジビエにもタンパク質が豊富

日本の食卓では牛肉、豚肉、鶏肉が一般的だと思いますが、積極的に摂るとなると飽きてしまうという人もいるかもしれません。そんな人は、ほかの肉を食べることにも挑戦してみてください。

ジンギスカン料理などに使われるラム肉にも鉄分や亜鉛は豊富です。ラム肉にはL‐カルチニンという脂肪燃焼効果の高い成分も含まれています。この成分がダイエットにもよいということで一時期ブームにもなりました。

馬肉は食べる機会は少ないかもしれませんが、タンパク質量は牛肉に匹敵する栄養満点の肉で、鉄分の宝庫。カルシウムも多く含みます。

また、近年注目されているジビエ料理を楽しむのもいいと思います。ジビエ料理とは、鹿や猪、野生の鳥などの肉を使う料理のことをいいます。

たとえば、鹿肉は高タンパクで、鉄分も豊富です。ヘム鉄は人間の体に吸収されやすく、貧血や冷え性を予防する働きを持っています。臭みも少なく、いろいろな調理方法で気軽に楽しめます。

自然環境で育った野生動物の体は、天然の栄養豊富な食事と運動によってつくられています。そのため、食用の肉と比べても栄養価が高いといえます。

第2章

うつ消しごはん

――明るい食事の習慣術

ここからは、肉を中心とした
たくさん摂りたい食材についてご紹介していきます。
一昔前の「食事療法」といえば、カロリーを抑えたり、
味気のないものばかり食べたりと、
食事の時間を楽しみにできるようなものでは
なかったのではないでしょうか。
うつ的な症状を消し去る食事法をお伝えする私としては、
食事そのものも「暗い食事」ではなく、
「明るい食事」にしていただくとうれしく思います。
３章では糖質制限の話も出てきますので、
甘いものが好きな方にとっては、
「暗い食事」だと思われてしまうかもしれませんが、
肉や魚、卵などのタンパク質は、
人間が本来欲しているおいしいものです。
一方、甘いものは食生活の変化で、ある意味で
中毒になってしまった食べ物だともいえます。
まずは、積極的に食べて欲しい
タンパク質と鉄を含む食材の魅力を知って、
「明るい食事」にしていただけたらと思います。

質的な栄養失調から抜け出す方法

肉の安全性について

さて、肉の安全性を心配している方もいるでしょう。牛の飼育の際にホルモンや抗生物質を使用しているのは気がかりです。アメリカ牛には、エストロゲンなどのホルモン剤や抗生物質が使用されており、それらによる乳がんや前立腺がんのリスクも指摘されています。

とはいえ、飼育の際のホルモン剤や抗生物質に関して、日本、ヨーロッパ、オーストラリアの牛肉は比較的安全だといわれています。いくら格安でも頻繁にアメリカ牛を食べるのは避けて、できるだけ安全な産地のものを選びましょう。

ハムやソーセージなどの加工肉は、手軽に食べることができます。おやつに菓子パンを食べるくらいなら、おつまみのソーセージにした方がいいでしょうが、表示の成分をよく確認して添加物が多用されているものは、食べすぎないようにしましょう。

ハム、ソーセージには着色料の亜硝酸ナトリウムが添加されていることが多く、これがアミンと反応すると、動物実験で発がん性のあるニトロソアミンを生じるとされていますが、毎日大量に摂取しなければ、さほど心配することもないと判断しています。

食品添加物は神経質になりすぎない

ここで食品添加物についても述べておきます。食品添加物の摂取は少ないに越したことはありませんが、神経質になりすぎると何も食べられなくなります。食品添加物の害を極端におそれる人は、少しピントがずれているのではないかと感じます。

しっかりとタンパク質を摂り、解毒作用など内臓の機能がしっかり働くようにすれば、多少の添加物くらいで悪影響を及ぼさないように体はできています。三石巌先生も「タンパク質と抗酸化物質、ビタミンを毎日摂っていれば、解毒されるから何を食べてもいい」といって、気にしていなかったそうです。

逆説的ですが、低タンパクの体質を改善できないのであれば、解毒能力が低下するので、食品添加物を摂らないように気をつけた方がよい、ということになります。できるだけ自宅で調理したものを食べて、加工食品は少なくする、という程度のルールでいいと思います。

卵は完全栄養食、毎日2～5個食べよう

卵はプロテインスコア100を誇り、ビタミンCと食物繊維以外の栄養素を網羅しているというほぼ完全栄養食品です。卵の中から生命が誕生するのですから、生命に必要な栄養素が全て含まれているといえるでしょう。肉につづいて、毎日食べたい食品の一つです。肉よりは値段が安いという点も魅力だと思います。

一昔前は、コレステロールの働きを誤解して「卵は1日1個まで」といわれたものでしたが、今は複数個でも大丈夫であることが広まってきました。卵に含まれるコレステロールが必要であることがわかってきたからです。

せっかくの安価な栄養食を1日1個に限定していたのでは、もったいない。1日2個以上、お肉が苦手な方などは5個くらい食べて、タンパク質摂取量をキープしてください。

卵にはレシチンという脂質が豊富ですが、レシチンの構成要素であるコリンは、脳内の神経伝達物質であるアセチルコリンの材料となります。

うつ病は、セロトニンやノルアドレナリンなどの神経伝達物質の減少が原因の一つであるといわれていますが、アセチルコリンが減少することも同様です。うつ病とまで至らなくても、頭がボーッとする、気力がなくなる、記憶力や思考力が落ちる、などはアセチルコリンが減少することで起こる症状ともいわれます。

卵はまんべんなく栄養が含まれていることと、このアセチルコリンの原料でもあるレシチンが豊富だということで、心の健康にもよいといえます。

卵かけご飯はＮＧ

卵に関しての注意点は、白身を生のままで食べない、ということです。透明な白身が白色に変わるまで必ず加熱してから食べるようにしてください。

なぜなら、生の白身にはアビジンという成分が含まれており、ビオチン（ビタミンＨ）というビタミンを不溶にして吸収を阻害してしまいます。その性質からアンチビオチンとも呼ばれています。アビジンは、加熱すれば破壊されてなくなります。

また、オボムコイドという成分もタンパク質の吸収を阻害するとされ、卵アレルギーの要因ともなっています。こちらも熱を加えれば不活性化します。さらにいえば、生卵にはサルモネラ菌のリスクもありますので、いずれにしろ加熱して食べることが肝心です。

ただし、加熱しすぎるとタンパク質の吸収が落ちますので、どんな卵料理もフワッとした、半熟状態が好ましいでしょう。

生の卵が食べられないと、「卵かけごはんが大好きなのに」とがっかりする方もいるかもしれません。そもそも白米は控えて欲しい食べ物ですし、生卵を常食すると、常にビタミンが破壊されることになりますので、やはり控えてください。すき焼きのときの1個程度の生卵なら大丈夫でしょう。

卵が苦手な方は少ないとは思いますが、目玉焼きとゆで卵くらいのバリエーションしかなく、飽きてしまうという声はお聞きします。

そんな方には、具入り卵焼き、具入りオムレツをお勧めしています。たとえば洋風卵焼きとして、卵3個、生クリーム30ccをバターで焼いて巻いていく。中に、チーズや明太子をマヨネーズで和えたものを入れるのもいいでしょう。また、ネギやしらすを入れたり、ベーコン、残り野菜を炒めて挟んでオムレツにしたり、中に入れる具でバリエーションをつけてみましょう。いろいろチャレンジしてみると、アイデアも広がると思います。

マグロ、カツオ、赤身の魚が効率的

魚も貴重なタンパク源であることは間違いありません。特にマグロ、カツオなどの赤身の魚には、良質のタンパク質と鉄が豊富に含まれています。ただし、マグロやカツオなどの大型魚は水銀などの蓄積量が多いため、頻繁に食べることはお勧めできないのが残念です。

この点からは小型の魚の方が安全だといえます。サンマやアジなどの青魚もそれなりの量を摂ればタンパク質は摂取できますし、ＤＨＡ、ＥＰＡなどの人間の体内ではほとんどつくることができない必須脂肪酸が豊富に含まれています。

タラやカレイなどの白身の魚は、タンパク源としてはよいですが、鉄の摂取は期待できません。ただし、血圧を下げる含硫アミノ酸の一種、タウリンを豊富に含むので、食卓のバリエーションとしては大いに利用したい魚です。また、鮭はアスタキサンチンという抗酸化物質を含みます。その抗酸化力はビタミンEの数百倍、β-カロテンの数十倍あるという研究報告もあります。朝食の定番として、塩焼き以外にも、卵と混ぜて鮭卵焼きなどもお勧めです。

タコやイカ、エビなども良質なタンパク質が摂取できると同時に、栄養ドリンクでおなじみのタウリンをたっぷり含んでいます。タウリンには肝臓強化作用、視力回復作用などがあり、生活習慣病の予防に効果があるとされています。

アサリ、シジミ等の貝類も大切

貝類にもタンパク質と鉄は豊富に含まれています。貝類は特に亜鉛が多いのがメリットです。アサリやシジミの汁物には、グルタミン酸などのアミノ酸やコハク酸などが汁に溶け出し、そうしたうまみ成分が貝汁独特のおいしさになっています。アミノ酸などの栄養が汁に溶けているなら、汁だけ飲めばそれでいいかといえば、それではもったいないでしょう。鉄、亜鉛、カルシウム、リン、銅、マンガンなどミネラルは、溶け出すものもありますが、そのほとんどが身の中に残っているのです。

小さい貝から身を取り出して食べるのは少々面倒かもしれませんが、貴重なミネラルの宝庫ですから、貝の身も汁もぜんぶ召し上がってください。

貝類の中でも、カキには最も多くの亜鉛が含まれています。カキは「海のミルク」といわれるほどタンパク質とミネラルが豊富な食材ではあります。土手鍋やカキフライなど加熱して食べることをお勧めします。生で食べるとすれば、岩ガキはいかがでしょうか。

バター、生クリーム、MCTオイルもしっかり摂る

当院の食事療法は糖質制限が必要です。燃料としての糖質を減らすことになりますので、燃料としての脂肪はしっかり摂取します。

油に関しては第3章でも詳しく解説しますが、「肉は悪い」と同じく「動物性脂肪は悪い」という言説も、今や間違いであることがわかってきました。確かに一時期は、「動物性脂肪とコレステロールの摂取を減らし、高リノール酸植物油を増やすと、コレステロー

ル値が下がり、心疾患が予防できる」という方針の栄養指導が行われていました。その影響で卵の摂取も控えることになったのです。

しかし、この説に基づいた指導をつづけても、むしろ心疾患死亡率が上がってしまったことから、退けられることになったのです。

動物性脂肪は飽和脂肪酸に富んでいます。「不飽和脂肪酸が健康で、飽和脂肪酸は不健康」ということもよくお聞きになったことがあると思いますが、現在ではむしろバターやラードなどの動物性飽和脂肪酸の安全性が強調されてきています。

飽和脂肪酸は加熱に強いのも長所です。健康によいとされる不飽和脂肪酸の中のオメガ3脂肪酸は、加熱によって酸化しやすいのがデメリットです。

私はしばらく発酵バターを意識的に摂ったところ、日中は空腹になりませんでした。バターやラード、生クリーム、ＭＣＴオイルなどを積極的に利用しましょう。

生クリームをおやつに

飽和脂肪酸の摂取については、鉄・タンパク不足の方は、まずそちらの改善を優先してください。電子伝達系には鉄が必須ですから、鉄不足があると上手く代謝できません。鉄とタンパク質を十分に増やしてから、バターやラード、生クリーム、ＭＣＴオイルなどの飽和脂肪酸を増やすといいでしょう。

過食と拒食を繰り返すような摂食障害の方には、飽和脂肪酸がたっぷり含まれている生クリームを食べることをお勧めしています。摂食障害の方が食べすぎているのは、主におにぎりや菓子パン、お菓子類などの精製糖質です。これらを急にがまんすることは難しいでしょうが、アイスコーヒーにたっぷりの生クリーム（甘味は砂糖以外の甘味料を使う）を乗せたフロートなどを召し上がると、糖質の欲求が治まります。

甘くておいしいプロテイン「ビーレジェンドミルキー味」に生クリームと牛乳を混ぜて冷やしたアイスクリームなど、おやつも手づくりしてみてはいかがでしょうか。

塩や砂糖の味付けについて

煮つけ、煮物などに砂糖を使うようになったのは、庶民にも砂糖が手に届く時代となった江戸時代の後期だといわれています。以来、砂糖としょう油を組み合わせた味付けが、和食の味になってきました。世界の料理の中でも和食ほど砂糖をたくさん使う料理はないともいわれます。

味付けに使うのは少量だと思うかもしれませんが、調味料として使う砂糖の量はあなどれません。煮物の味付けには砂糖は使わず、少量のみりんでコクを出す工夫をしましょう。

また、砂糖の代わりになるのがエリスリトールという甘味料で、ラカントという商品名で販売されています。糖質もゼロの甘味料なので、うまく利用するといいでしょう。

塩分については神経質になる必要はありませんが、精製された食塩ではなく、非精製塩を増やすようにしてください。料理で使う塩なら沖縄の「ぬちまーす」、宮古島の「雪塩」をお勧めします。どちらもAmazonで購入できます。

「ぬちまーす」は、海水を霧状に噴射し、温かい風をあてることで余分な水分だけを蒸発させるという独自の製法でつくられている塩です。塩の主要成分であるミネラルすべてが結晶化され、カリウムやマグネシウムなど、栄養成分を失うことなく凝縮して製造されています。味も、口当たりがよく、甘味、酸味、苦味のバランスもよいものです。

日々のヒント「まごわやさしい」

毎日の食事に以下の食材を使うことで、必要な栄養素をサポートできます。メインはあくまでタンパク質と鉄ですが、優秀なサブの食材として利用してください。

ま：豆類（タンパク質、マグネシウム）

大豆、あずきなどの豆類、納豆、豆腐、油揚げ、味噌などの大豆加工品のことです。大豆は「畑の肉」とも呼ばれ、良質のタンパク質、ミネラルが豊富。良質の脂質も含みます。豆腐なら3分の1、納豆なら1パックを毎日食べて欲しいですが、それだけではタンパク質は十分ではないので、あくまで食のバリエーションを増やすという意味で考えてください。

ご：ごま、ナッツ（カリウム、マグネシウム、ビタミンE、リグナン）

ごまのほか、アーモンド、ピーナッツ、くるみ、ぎんなんなどのナッツ類です。タンパク質、脂質、ミネラルも豊富です。活性酸素を防ぐ抗酸化栄養素を含むことでも知られます。その他の種実類も、刻んだり、すりつぶしたりして料理に利用するとよいでしょう。

わ：わかめなど海草類（マグネシウム、ヨウ素、クロム）

わかめのほか、ヒジキ、のり、昆布、もずくなどの海藻類です。カルシウムなどのミネラル、食物繊維が豊富。新陳代謝を活発にして、若々しさを保つ働きもあります。海藻類は酢や油と組み合わせると、効率よく摂取できます。

や：緑黄色野菜（β-カロテン、ビタミンC、ビタミンB群、カリウム）

野菜全般。ビタミン、ミネラルが豊富で、皮膚や粘膜を健康に保ち、抵抗力を維持する働きも期待できます。一般的には1日350g（1／3緑黄色野菜、2／3淡色野菜）の摂取が推奨されていますが、無理はしなくてもいいと思います。ただし、コンビニの野菜は促成栽培のものが多いので、栄養はあまり期待できないのでご注意ください。

さ：魚（タンパク質、オメガ3、ビタミンA、ビタミンB群、亜鉛）

魚類は、白身魚も赤身魚も、タンパク質は豊富です。昔から食卓の定番のアジは、ＤＨＡやＥＰＡ、タウリンを含み、血液粘度を下げて血液をサラサラにする働きや、疲労回復にも効果があります。肉が苦手な方は、積極的に魚を食べてください。

し：しいたけなどキノコ類（ビタミンD）

しいたけのほか、しめじ、まいたけ、エリンギ、マッシュルームなどキノコ類です。ビタミンやミネラル、食物繊維の宝庫です。カルシウムの吸収を助けるビタミンＤも豊富に含みますので、積極的に利用しましょう。

い：イモなど根菜類（カリウム）

ジャガイモ、サツマイモ、里芋、こんにゃくなど。炭水化物を含みますが、ビタミンＣ、食物繊維が豊富です。根菜類は、食物繊維が含まれることから、腸内環境を整える働きもあります。ジャガイモやサツマイモは、皮つきで加熱することでうま味や栄養が逃げにくくなります。炭水化物はNGといっても、付け合わせのイモ類くらいは大丈夫です。

サプリ活用で効果倍増

足りない分は鉄剤やプロテインで補う

女性は月経や妊娠、出産でタンパク質、鉄を失うので、男性より多くのタンパク質、鉄を摂取する必要があります。女性には「旦那さんよりたくさん肉を食べなさい」と指導していますが、現実的には男性の半分程度しか摂取できない人が多いでしょう。したがって、女性は全員、重度の鉄・タンパク不足になってしまうのです。

食欲があり、たくさん食べられる人は、これまでご紹介したような食材を選んで食べていただければいいですが、小食であったり、肉が苦手だったりする方に、無理やり多くの量を食べさせようとしても難しいでしょう。

でも大丈夫です。食事だけで足りない分は、鉄サプリやプロテインという強い味方がいます。必要な栄養素を効率的に摂ることができますので、安心してください。食欲旺盛で食事から十分摂れるという方も、ビタミン類はどうしても不足しがちですので、サプリも大いに活用してください。

ヘム鉄神話からキレート鉄へ

鉄を効率よく摂取するためには、どうすればよいでしょうか。植物性のものに含まれる非ヘム鉄より、動物性のものに含まれるヘム鉄の方が吸収はよいですが、サプリメントの場合は異なります。

私は鉄不足の方にはキレート鉄のサプリメントの摂取をお勧めしています。キレート鉄はサプリメントのヘム鉄に比べ、値段が安くて効果も大きいからです。ヘム鉄は１錠６～15㎎の鉄が補えますが、キレート鉄１錠は27～50㎎と、桁が違います。当院ではこれまでキレート鉄を3千例以上使用してきましたが、鉄過剰症になった人は1例もなく、適切に使用すれば極めて安全です。

キレートというのは、イオンと分子が配位結合している状態をいいます。キレート鉄の場合には、鉄イオンをアミノ酸（グリシン2分子）が取り囲んでいます。処方薬の鉄剤のようにむき出しのままの鉄の状態ではありませんから、「鉄剤はムカムカして飲めない」という人でも大丈夫です。

当院で使用しているキレート鉄はフェロケルというサプリメントが主です。フェロケルは、米アルビオン社特許の、アミノ酸キレート鉄です。特殊キレート加工された鉄ですので、胃に優しく、便秘になりにくいというメリットがあります。キレート加工をすると、ミネラルの吸収率が数倍に跳ね上がるといわれています。治療では鉄剤を飲めない方の場合でも、フェロケルだけでも飲んでいれば、緩やかな回復が期待できます。

また、鉄剤を飲むことができる場合にも、鉄剤のみでなく、フェロケルも追加することで、より迅速にフェリチン値を上昇させることができます。

サプリメントのフェロケルの場合には、ムカムカもなく、また毎日2〜3錠飲んでもらうことも可能です。ＮＯＷ社の「アイアン36㎎」（こちらもフェロケルと同じキレート鉄サプリメント）を1日3錠飲んでもらうと、処方薬の鉄剤フェルム1錠（１００㎎）と同等の効果が期待できます。

こうしたサプリメントは高いと思っている方もいるかもしれませんが、フェロケルであれば、月千円程度と安価です。私はキレート鉄を選択できたおかげで、鉄不足からくる症状に悩む患者さんを救うことができました。

私は「ヘム鉄神話」は崩壊した、と思っています。ヘム鉄サプリは値段も高く効果も薄い。日本にしかないローカルサプリメントですから、今や世界ではほとんど流通していません。鉄サプリの第一選択肢は、フェロケルなどのキレート鉄です。

キレート鉄はキケン？

前著でもキレート鉄のサプリメントをお勧めしましたが、「キレート鉄はキケン」というご意見も伺いました。繰り返しますが、当院ではキレート鉄を3千例以上で使用していますが、これまでに鉄過剰症となった人は一人もいません。

生体には必要な量の鉄のみを腸管から吸収するシステムが備わっています。ですから、経口で摂取するくらいでは、簡単には鉄過剰症にはなりません。

当院では、5年前から女性の初診患者全員にフェリチンを測定しています。男性は鉄不足が少ないことから、思春期の患者さん、単身者など鉄不足が疑われる症例のみ測定しています。初診の女性に対しては、5年間で数千人以上の女性のフェリチンを測定し、フェリチン50以下の患者さんには鉄剤やキレート鉄を投与します。女性のほとんどは低フェリチンですので、約3千人にキレート鉄を投与してきたことになります。

高タンパク／低糖質食＋鉄は、最も安全で最も効果があり、そして最も安価な治療です。エビデンスや理論より治療成績の方がより重要であり、患者さんにとって最も関心のある部分だと私は確信しています。

女性はしっかりプロテインでタンパク質を補給

さて、「増やす」食材はタンパク質を含む肉、魚、卵であることをお伝えしました。それでも食事だけから必要なタンパク質を摂るのはなかなか困難です。

私は慢性疾患の原因は質的な栄養失調にあると考えています。「糖質過多＋タンパク不足＋脂肪酸不足＋ビタミン不足＋ミネラル不足」が原因です。この中でも、まずタンパク不足の解消が最重要です。これまでも初診の患者さんには全員、高タンパク／低糖質食を指導してきました。

具体的には1日に卵3個以上＋肉２００g以上です。

しかし、食の細い女性ではこの量を維持するのは難しいようです。がんばって糖質を減らしても、反動で糖質をドカ食いしてしまう人もいます。

当院では、現在初診の患者さんには全員、プロテイン20g（60cc）×2を推奨しています。プロテインは数時間で消化吸収されるため、必ず1日2回以上摂取していただきます。

プロテイン20g×2は卵6個のタンパク質量ですが、このプロテインの効果は劇的で、グングン元気になるため、患者さん自身がその効果に驚かれるほどです。

プロテインを飲んだ人のほとんどが「甘いものが欲しくなくなった」というのも共通しています。もし、プロテインとＳＳＲＩ（抗うつ薬）で抗うつ作用について比較すると、プロテインの圧勝ではないかと思いますし、ほかの疾患の治療薬との二重盲検試験（ＲＣ

T）でもプロテインは勝ると考えられます（二重盲験試験とは、被検者を二つのグループに分け、一方のグループには試験薬を、他方のグループには、外見や味が同じで、薬効と無関係なプラシーボ＝偽薬を与え、どちらのグループにどの薬を与えたかは、医師と被検者ともにわからないようにしておき、結果を推計学的に判定する方法のことです。医薬の効果を客観的に検定する方法の一つです）。

プロテインをつづけていると、精神科治療薬の量も劇的に減らすことができます。プロテインの由来である、「第一となるもの」という意味は、栄養素としての第一であり、治療薬としても第一である、といえます。

栄養指導について、まだ理解が浅い方に対しては、あれこれ細かいことを説明するより、プロテインを飲むように指導するのが明快ですし、効果が出やすいので、納得してその後の治療のステップを踏んでいただけると思います。

長年の重度のタンパク不足で消化吸収能力が低い人は、最初は大量のプロテインを消化吸収できないため、5g（15cc）×2など少量を頻回服用することからはじめます。こうしてプロテイン摂取をしっかり継続できていたら、卵、肉を増やし、米、小麦を減らすようにに段階的に進めていけばいいと思います。

体重の1／2～1グラムのプロテインを摂る

女性の中で「プロテインを摂取すると、筋肉ムキムキになるのでは」と心配なさっている方もいます。摂取したプロテインは、生命維持に最も必要な臓器の修復に使われます。過剰な筋肉合成に向かうのは、全ての臓器が修復された後ですので、ご心配には及びません。

また、タンパク質を余計に摂ると太ってしまうのでは、というご心配も杞憂です。むしろ、プロテインは肥満解消に適しています。肥満は、糖質摂取→追加インスリン分泌→糖質を脂肪に変換、というメカニズムです。プロテインを飲むと甘いものが欲しくなくなり、糖質摂取が自然に減り、肥満解消につながります。

また、当院ではプロテインを飲んだ患者さんの方が、圧倒的に治りが早いことがわかっています。薬は代謝阻害剤ですので、代謝酵素であるタンパク質が不足していれば、効果が出にくく、副作用も出やすいのです。プロテインを飲むことで圧倒的に薬の効きもよくなり、薬の副作用も出にくくなります。そもそも、タンパク質量が満たされていけば、薬も徐々に必要なくなってきます。

ＢＵＮ20を目標にタンパク質摂取

健康診断でも表記される数値に「ＢＵＮ（尿素窒素）」があります。これは、血液中の尿素に含まれる窒素成分のことです。高い場合は腎機能障害が疑われますが、基準値未満の場合は、タンパク質摂取不足です（重症の肝機能障害のときにも低くなります）。一般的な基準値は、８～20（㎎／㎗）です。タンパク質摂取を目指している当院では、目標値を15～20（㎎／㎗）としています。

男性の場合は、高タンパク／低糖質食＋プロテイン（体重×１／２gを摂取）によって、容易にＢＵＮ20以上となります。肉、卵、魚をしっかり食べているなら、プロテインなしでも達成できます。

一方、女性の場合は、月経によりタンパク質を失うこと、妊娠、出産によりタンパク質を失うこと、食べられる量が少ないこと、などの理由で、食事だけでＢＵＮ15を超えるのは極めて難しいといえます。プロテインを体重の１／２g摂取してもなお、ＢＵＮ20に届かない人が多いのです。ＢＵＮ20を達成するためには、プロテイン摂取は体重×１g程度が必要になります。

また、女性は妊娠すると急激にＢＵＮが低下します。妊娠中の６カ月間でＢＵＮが14から７になった人もいるくらいです。妊娠時にＢＵＮ20にするためにはプロテインは体重×１・５ｇ程度必要であると思われます。

プロテインを摂ると、胃腸の調子がよくなり、「肌の調子がよくなった」「爪や髪の毛がしっかりしてきれいになった」という声が聞かれます。女性にとってはいいことずくめです。

どうしてもプロテインを摂れない

プロテインを開始できない人の理由として、「高価であること」「おいしくなく味に抵抗があること」が最も多い意見だと思います。国内大手食品メーカーのものでは１kg、５０００～６０００円するものもあります。

Amazonでは、「ホエイプロテイン　1kg　ＮＩＣＨＩＧＡ（ニチガ）ＷＰＩ」は１kgで３０００円ちょっと。比較的低価格です。

ＷＰＩはホエイプロテインアイソレートで、カゼインと乳糖が完全に除去されています。

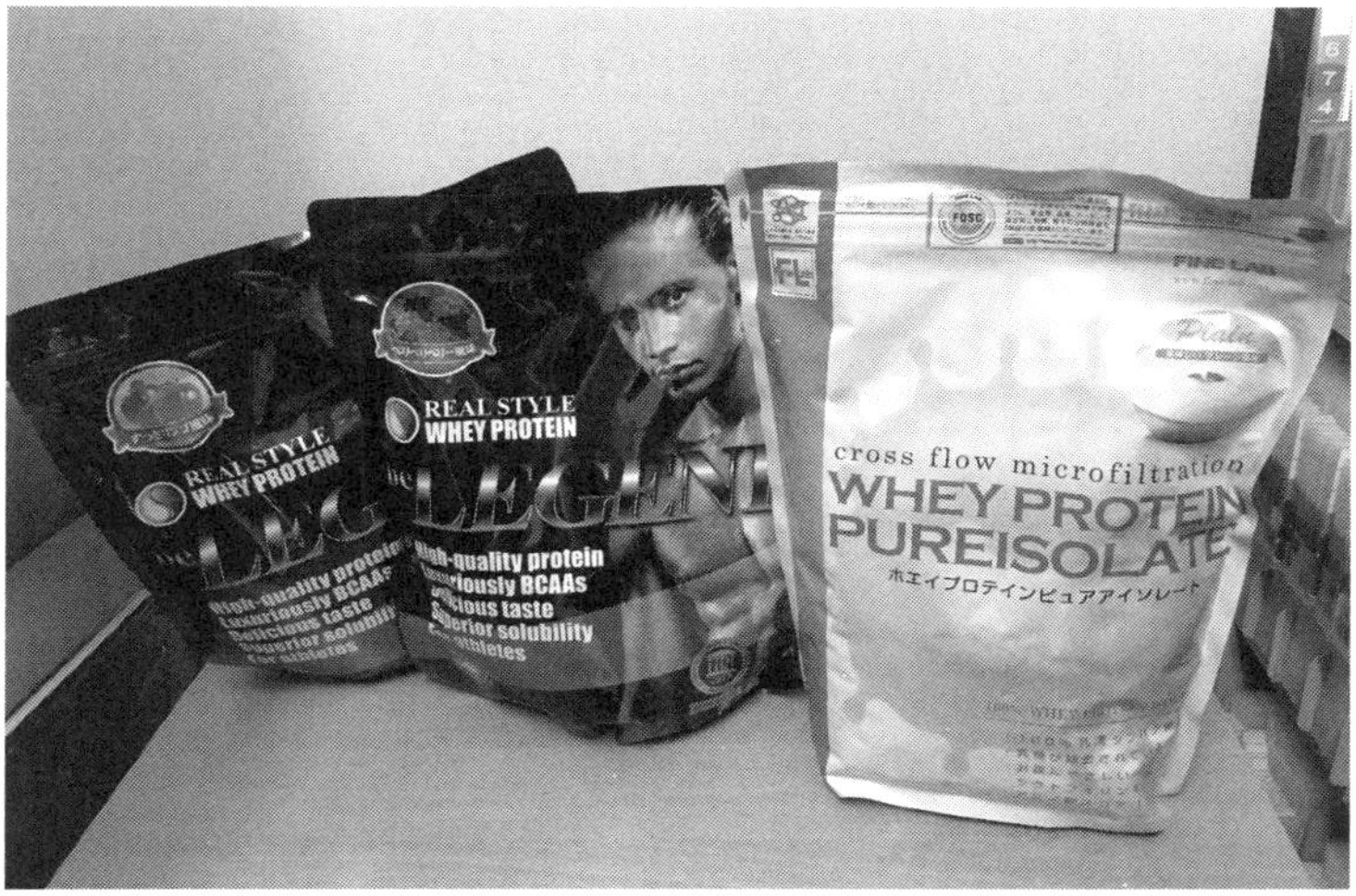

ファインラボ　ホエイプロテインとビーレジェンドプロテイン

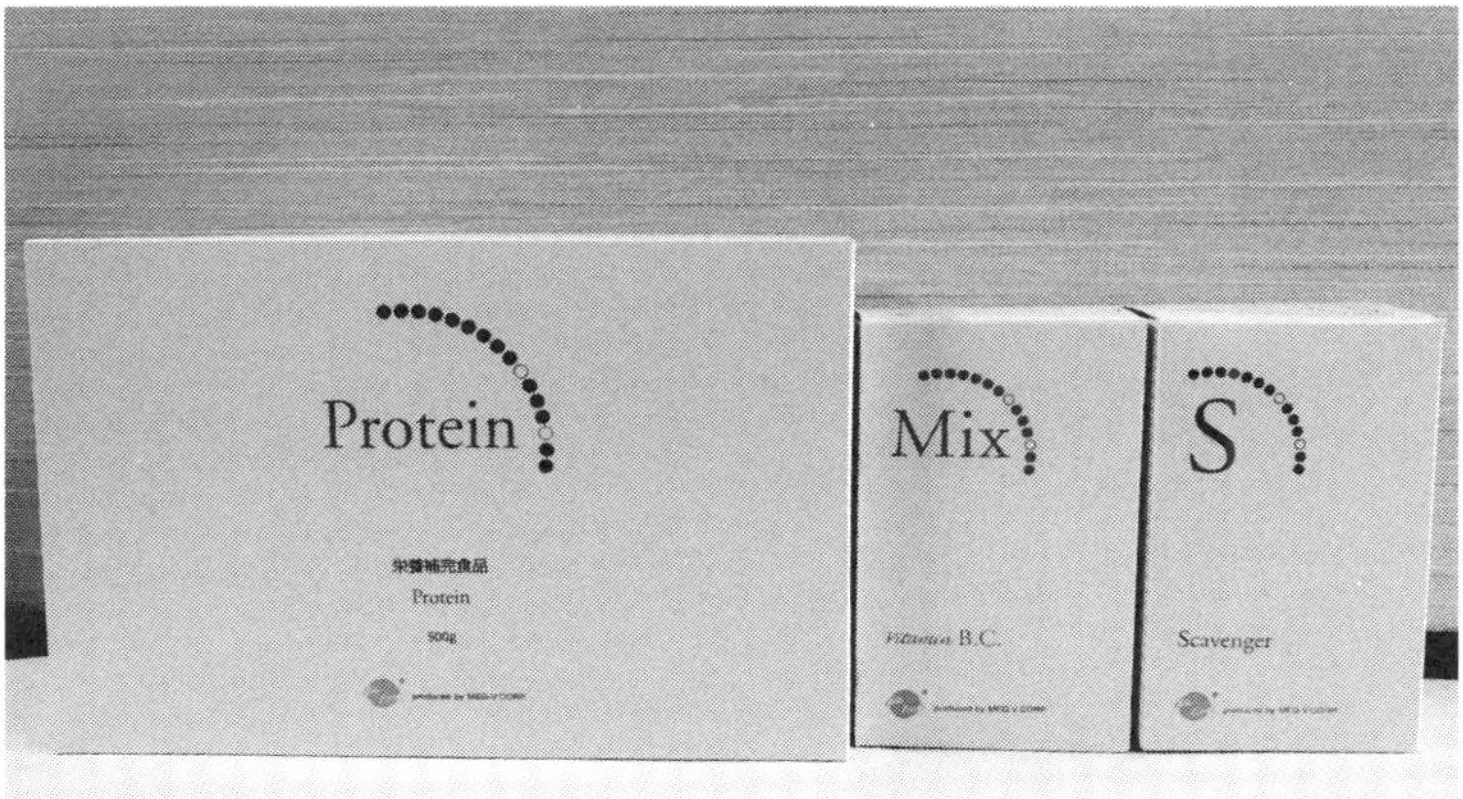

メグビープロテイン（プロテイン、 B＋C、スカベンジャー）

そのため、カゼインアレルギーや乳糖不耐性の方でも安心して飲むことができます。

また、「ビーレジェンド ホエイプロテイン お試しパック 29g 11種セット」も２０００円ほどと手に入れやすくなっています。これは11種類の味があり、どれも個性的でそれぞれおいしかったです。この11種で試してみて、気に入った味のものを１kgで注文すれば心強いタンパク質摂取源になると思います。

ビーレジェンドプロテインは、公式サイトからの購入では、プレーン１kg２６００円、フレーバー付き１kg３１００～３５００円と格安なのでお勧めです。

ちなみに私は、朝は、メグビープロテイン30g＋ミックス（B＋C）＋S（スカベンジャー）です。５年くらい飲んでいるので、この味に慣れているのかもしれませんが、溶けやすくてとてもおいしいと思います。

昼は、ファインラボホエイプロテイン30g＋ビーレジェンドすっきりリンゴ味（もしくは、ベリベリベリー味）30g。結構お気に入りです。

プロテインを摂取する際は、次のことに注意が必要です。

20ccスプーン1杯のプロテインは20gではないので気をつけてください。プロテインに付いているスプーン、ビーレジェンドは20cc、ファインラボは30cc。すりきり量です。しかし、プロテインは水よりかなり軽いので、20ccでは重量は約8gとなります。

プロテインに入っているタンパク質量は90%。すなわち、20ccでは8×0・9＝7・2gのプロテインスコア換算タンパク質量となります。30ccでは、10・8gとなります。20gのタンパク質を摂取するためには、20cc×3、もしくは30cc×2。40gのタンパク質を摂取するためには、20cc×6、もしくは30cc×4が必要になります。

第3章

うつ消しごはん

――糖質と悪い脂質を減らす

第３章は、「減らす」をテーマに、
どんなものを控えていけばよいかをお伝えします。
第１・２章はたくさん食べてよいものでしたので、
明るく取り組むことができたかもしれませんが、
減らすとなると、「好物を食べられないのか」と
暗い気持ちになる人もいるかもしれません。
でも、なぜ減らした方がいいか、
納得のいくご説明をしながらお伝えしますので、
ぜひ理解して実行してみてください。
そもそも減らした方がよいものは、
人にとって多く摂っても意味のないもの、
無駄なもの、害になるものなのです。
意識して減らすうちに、
心や体の調子がよくなると、効果が実感できて、
減らすことが苦にならなくなるでしょう。
ぜひがんばってみてください。

精製された糖は減らしなさい

精製糖質（白米、小麦粉、砂糖）はインスリンを分泌させるので避ける

精製糖質とは、砂糖や白米、小麦粉などの精製された白い糖質のことです。玄米が精製されたのが白米ですが、胚の中にはビタミン、ミネラルが含まれていました。白米はそうした栄養をそぎ落としてしまった〝残り〟でしかありません。

白米、小麦粉、砂糖などの精製された糖質を食べると、血糖値はすぐに上がります。それを抑えようと、体からはインスリンが分泌されます。特に、空腹の状態で甘いジュースなどの精製糖質を摂ると、血糖値は急激に上がり、それに応じてインスリンが多量に分泌されます。

インスリンが多量に分泌されると、血糖値が下がり、低血糖になります。すると、グルカゴン、アドレナリン、コルチゾール（別名「副腎皮質ホルモン」）などの血糖を上げるホル

モンが分泌されることになります（これらはストレスホルモンと呼ばれます）。

これらのホルモンの合成には、原料としてアミノ酸、補酵素としてビタミンB群、補因子として亜鉛、マグネシウムなどのミネラルが必要になります。コルチゾールにはさらに、脂肪酸もしくは食事由来のコレステロールが必要です。

つまり、精製糖質をたくさん摂ると、これらのホルモンもたくさん合成しなくてはならなくなり、ビタミンB群やミネラルがどんどん使われて、不足してしまうのです。

ビタミンB群やミネラルが不足すると、セロトニン、ドーパミン、ノルアドレナリンなどのモノアミン系神経伝達物質の合成が滞ります。「Lトリプトファン→セロトニン」「チロシン→ドーパミン」の代謝が滞ることになりますので、うつ・パニック障害を生じやすくなるのです。

うつ病が起こる原因の一つに、セロトニンやドーパミン、ノルアドレナリンが減少しているということが挙げられています。これらは、モノアミン系の神経伝達物質と呼ばれており、セロトニンは心を安定させ、ノルアドレナリンはやる気をつくり、ドーパミンは快楽をつくることにかかわります。

うつ病の原因に「モノアミン仮説」があります。これらの神経伝達物質の不足が、うつ病の原因であるということで、これに対応した抗うつ薬もあります。

砂糖は特に「減らす」食べ物

精製糖質の中でも、砂糖は特に急速に体内に吸収されて、急速に血糖値を上昇させるため、できれば摂取を止めるべきでしょう。砂糖とはそのほとんどがショ糖です。ショ糖はブドウ糖と果糖で構成されています。果糖はブドウ糖と違ってほぼ肝臓で代謝されるため、血糖値を上げないのでヘルシーだ、といわれていたこともありました。しかし、果糖は摂りすぎると中性脂肪を増やし、肝臓にダメージを与えることがわかってきたのです。肝臓に直行して代謝される、というのは実はアルコールに近い代謝システムなので、脂肪肝の原因ともなります。砂糖の中に含まれるショ糖の割合は、白糖は97・8%、三温糖は96・4%、グラニュー糖は99・9%です。一方、黒砂糖（黒糖）はショ糖の割合が80%です。どうしても砂糖を使う場合は、少量の黒糖にとどめておきましょう。

米、小麦はでんぷんですから、砂糖よりは血糖上昇は緩やかではありますが、いずれにしろ「減らす」対象の食材です。まずは従来の半分から4分の1に減らしましょう。

糖質制限は糖尿病患者の治療からスタートした食事療法です。精製糖質はがん細胞の好物でもあります。糖尿病、がん、膠原病の人は米、小麦は摂らないことをお勧めします。

タンパク不足があると糖質制限がうまくいかない

糖質制限が「きつくてつづかない」という声もよく聞きます。特に女性に多いように思いますが、これには理由があります。

女性の場合は、多くの人が、鉄・タンパク不足、ビタミンB群不足、亜鉛、マグネシウム不足の状態にあります。月経や、妊娠・出産による喪失があるからです。

そうすると、糖質を摂っている場合にはグルコースはクエン酸回路に入れずに、エネルギー（ATP、4章参照）不足になりますし、糖質を制限して脂肪酸（ケトン体）を材料に代謝を進めようとしても、鉄不足でエネルギー代謝の出口である電子伝達系が働かなくなるため、クエン酸回路も回らず、栄養を利用できない状態になります。

また、脂肪を代謝吸収するためには、脂肪の消化酵素であるリパーゼが必要ですが、リパーゼもタンパク質なので、タンパク不足の状態では脂肪をうまく吸収できず、やはりATP不足になります。

そもそも糖質制限をするときには、タンパク質や脂肪はしっかり摂ることが必須ですが、それをせずに糖質だけを減らす人が多いことが問題です。特に女性が糖質制限をはじめるときには、まずは高タンパク質の食と鉄の摂取で体質を改善しつつ、緩やかな、継続可能な形での糖質制限が望ましいと思います。

栄養が満たされて、体質が変わってくると、女性の場合でも、糖質をさらに減らしても大丈夫になることが多いものです。とくにフェリチンが50を超えてくると、別人のようにエネルギー代謝がよくなり、元気になります。

糖質制限をうまく進めるためには、最初に糖質を無理して減らすよりも、まずは肉や魚、卵、チーズなどをしっかり摂ること、つまり「糖質を制限する」というイメージよりも、「タンパク質を摂取すること」というイメージではじめた方が、うまくいくと思います。

エネルギー代謝（グルコースと脂肪酸が材料の場合）

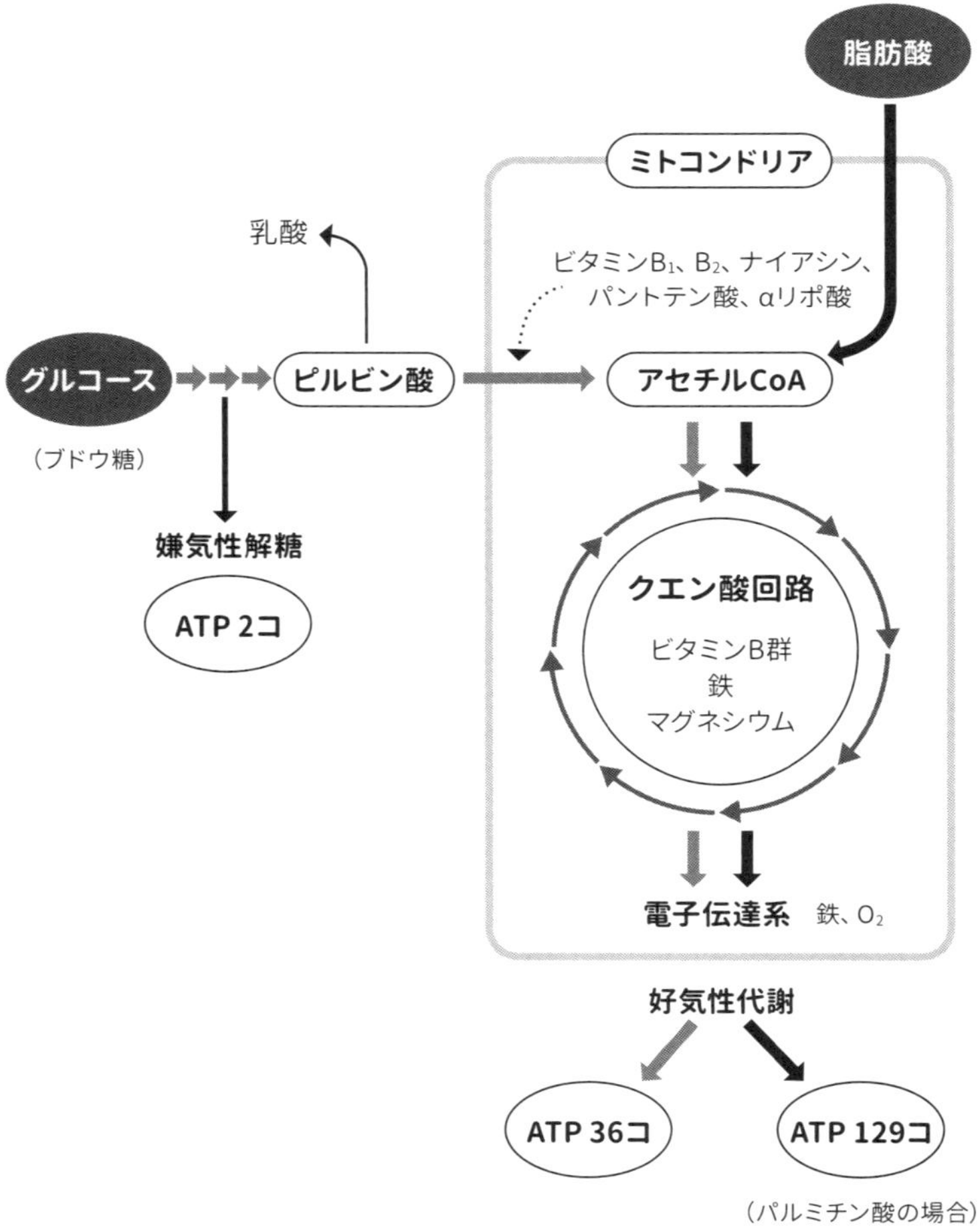

精製糖質の過剰摂取はがん、うつを引き起こす

糖尿病は、糖質代謝異常によって起こる病気です。従来の糖尿病の食事療法はカロリー制限が常識でしたが、糖質制限がその常識を一変させました。血糖値を上げるのは糖質だけですから、糖質を控えると、血糖値を下げるインスリンの追加分泌が抑えられるだけでなく、摂取した余分な糖質を脂肪として体に蓄積するインスリンの太る作用も抑えることができます。

糖質はがんの原因でもあります。「がん細胞は、ブドウ糖をエネルギー源として嫌気性解糖を行う」という実験結果もあります。１９３１年にノーベル生理学・医学賞を受賞したオットー・ワールブルグ博士が、マウスの「癌性腹膜細胞」を用いた実験で解明し、１９２３年からの一連の論文で発表したものです。90年も前に発見された事実ですが、未だに生かされていないことを残念に思います。現在では、がん細胞は正常細胞の3～8倍ものブドウ糖を取り込まなければ、生命活動を維持できないこともわかっています。

さらに、難病指定されている膠原病も糖質が原因の一つです。膠原病は体内に炎症が起きていることが原因ですので、炎症の原因となる糖質を止める必要があります。

私も以前はラーメンなどが好きで、かなり糖質を摂取していました。クリニックを開業してからは、1日中診療室に居ますので、運動不足になり、太ってしまいました。そのため半年かけて徐々に糖質量を減らしていきました。

最初は、夕食のみご飯なし。次に、昼もご飯なし。最後に、朝もご飯なし、と段階的に進めるといいでしょう。

プロテインを毎日2~3回十分な量を飲むと、糖質摂取欲求がなくなり、楽に糖質を減らすことができます。まずは白ごはんの量を半分に減らすことからスタートしてください。

鉄不足の人は甘いものを欲しがる

鉄不足の人は、なかなか甘いものが止められません。それは代謝のしくみが影響しています。代謝の最終段階でエネルギー代謝（クエン酸回路・電子伝達系）は、効率よくエネルギーがつくられるのですが、鉄が不足しているとその方法でエネルギーをつくることができません。

そのため仕方がないので、糖質でエネルギーをつくる回路の方で、がんばってエネルギーをつくろうとします。しかし、この回路（嫌気性解糖）は、材料の糖質をいくら投入しても、少ししかエネルギーがつくられないことから、「もっと、もっと！」とエネルギーを欲してしまうのです。より多くの材料（グルコース）を欲しがる、つまり、甘いものが欲しくなるわけです。

これは過食症の人が甘いものをたくさん食べてしまうメカニズムにも通じます。

過食症の人は、意思が弱くてたくさん食べてしまうのではありません。単にエネルギー（ATP）が不足しているだけなのです。

甘いものの過食に苦しむ方へ

過食症で特にパンやお菓子、おにぎりなどの精製糖質をドカ食いしてしまうことでお悩みの方には、次のような食事をご提案します。

まず、糖質はなるべく控え、動物性タンパク質、動物性脂肪をしっかり摂取することです。卵焼きを主食とするのもお勧めです。バターで焼いたチーズ入りオムレツなどがいいですね。そして、おかずは肉と魚をたっぷり食べます。それに、発酵バター入りスープを添えてください。生クリームたっぷりのコーヒーフロートなどもいいでしょう。生クリームの甘味は、砂糖ではない、エリスリトール（ラカント）などの甘味料を使ってください。

これをしばらくつづければ、糖質主体の食事よりは、ゆっくりと持続的に十分量のエネルギー（ＡＴＰ）が供給されていきますから、糖質を大量に食べたいという過食欲求はなくなるはずです。

過食症は、タンパク質と脂肪が不足していることで、効率的な代謝の回路（クエン酸回路＋電子伝達系）の機能が低下してしまっています。つまり、「燃料不足」のために、甘いものを欲しているのです。

一方、鉄不足は「入ってきた燃料を使えない」ために、甘いものを欲している状態です。

ですから、まずは鉄不足を解消し、動物性タンパク質、動物性脂肪主体の食事をすることによって、フェリチン値が30～50程度まで増えると、甘いものへの欲求が治まると思います。

狂った脂肪は即やめなさい

トランス脂肪酸(マーガリン、ショートニング)はNG

「狂った脂肪」という異名を持つトランス脂肪酸は、摂ってはいけない脂肪です。脂肪酸とは、脂肪の構成成分ですが、トランス脂肪酸は、植物油などからマーガリンやショートニングなどを製造する際や、植物油を高温にして脱臭する工程で生じます。脂肪の分子中の炭素と水素の結びつきに変化が生じたもので、異常で不健全な結合をしてしまった脂肪酸であることから、脂肪酸として有益でないばかりか、体に害をもたらす悪玉の脂肪ともいえます。

専門的なことをいえば、自然な形であるシス型の脂肪酸分子は蹄鉄型をしているのに対し、トランス型は直線的な型をしています。脂肪酸は細胞膜の構成要素になっているものですが、細胞膜の中にトランス型が紛れこむと細胞膜は弱くなり、その結果としてさまざまたトラブルを生ずるといわれています。

トランス脂肪酸の過剰摂取により、心筋梗塞などの冠動脈疾患が増加する可能性は高いとされていますし、肥満やアレルギー性疾患についても関連が認められています。

アメリカのＦＤＡ（米食品医薬品局）は、２０１８年6月からトランス脂肪酸の食品添加禁止を発表しました。この規制により、「冠動脈疾患を減らし、致命的な心臓発作を防ぐことが期待される」としています。欧米諸国ではある一定以上のトランス脂肪酸を含む製品を販売禁止にしています。

ＷＨＯ（世界保健機関）とＦＡＯ（国連食糧農業機関）はトランス脂肪酸の摂取量を、１日に摂る総カロリーの１％未満に抑えるよう勧めています。

こうしたトランス脂肪酸の害について日本ではほとんど認知されておらず、日本人は、「欧米と食生活の違いがあり、国際的な目標値である1％を下回っている」として、トランス脂肪酸含有量の表示義務もないため、いわば野放しの状態です。

トランス脂肪酸は、マーガリンやショートニングを直接摂ることもそうですが、これらを使用した脂肪の多いお菓子や食品の食べすぎからも多量に摂取することになります。欧米との食生活の違いがあるとはいっても、コンビニで菓子パンばかり食べている人は、欧米人よりトランス脂肪酸を摂っていることになります。どんなものに含まれるのかよく知って、自衛するしかありません。直ちに摂るのを止めましょう。

サラダ油もできるだけ減らす

一昔前は、動物性の脂肪より、植物性のサラダ油の方が健康によいといわれていましたが、今ではその考えは覆されています。健康によいとされていたサラダ油には、トランス脂肪酸のような危険な物質が含まれていることがわかっています。

サラダ油といっても、多種多様な製品がありますが、原材料ラベルにサラダ油を原料とする「植物油脂」「食用植物油」などと書かれているものは避けた方がいいでしょう。こうした油を原料につくられた、ドレッシング、マーガリンも口にしない方がいいでしょう。

マヨネーズにも植物油脂は使用されていますし、「高カロリーで太る」というイメージもありますが、卵なども使用されており、神経質に避ける必要はありません。ドレッシングのように植物油も果糖もふんだんに使われているものと比べるとリスクは低いので、摂りすぎなければ大丈夫です。

炒め物はサラダ油を使わず、バターかラードを使いましょう。その方がコクも出て料理もおいしくなります。バターやラードは飽和脂肪酸なので加熱しても酸化されません。揚げ物もラードがお勧めです。

バターは、短鎖脂肪酸、中鎖脂肪酸、長鎖脂肪酸のバランスが優れており、長時間継続してエネルギーに変わります。その結果として、「甘いものを食べたい」という過剰な欲求がなくなると考えられます。糖質制限がうまくできない人、そして過食気味の人は、バター摂取が望ましいと考えます。

油で積極的に摂った方がいいのは、オメガ3脂肪酸であるエゴマ油です。ただし、エゴマ油はすぐに酸化してしまいますので加熱には適しません。早めに使い切ることが大事です。酸化した油は体の構成成分になれないため、体内で代謝を阻害してしまうのです。エゴマ油に限らず、酸化した油も摂らないようにしましょう。

質の悪い野菜は意味がない

コンビニ野菜の栄養はわずか

野菜は健康にいいと思っている方は多いと思います。なぜ健康によいのか、それは野菜にはビタミン、ミネラルが豊富とされるからです。それが野菜を摂る目的だと思います。しかし、現代の野菜は事情が異なるようです。品種改良に次ぐ品種改良、かつてはミネラルが豊富だった土壌も劣化したことにより、30年前に比べると、野菜に含まれるビタミン、ミネラルは激減しています。

「野菜は食べています」という方の中には、コンビニで手軽に食べられように袋詰めされていたり、サラダとしてパック詰めされていたりする野菜のことをおっしゃっている方がいます。コンビニ野菜には、ビタミン・ミネラルはほとんど期待できないのではないかと思います。なぜなら、これらの野菜の多くは、コンビニで売られているというだけでなく、

〝コンビニ栽培〟とでも名付けたくなる、促成栽培したものだからです。

促成栽培とは、温度や光線などを調節することで野菜・花卉の発育を促し、普通栽培よりも早く収穫する栽培法です。促成栽培の野菜は、見た目は普通の野菜でも、畑の土壌の栄養を十分に吸収して育った野菜と栄養価が異なると考えられています。

また、畑の野菜も栄養価が落ちています。生産力を高めるために多くの化学肥料や農薬が使用されてきた結果、土壌のミネラルのバランスが崩れ、農作物の栄養価が低下していることが指摘されています。

「栄養」とは、本来は大地からいただいているものなのです。

さらにいえば、野菜や果物そのものも品種改良を繰り返していて、昔とは様変わりしています。私が子どものころ（１９６０年代～）の野菜の味を思い返すと、エグ味が強かったですし、果物はとても酸っぱかったです。今の野菜や果物は品種改良で糖度をどんどん高める一方、タンパク質、脂肪酸、ビタミン、ミネラルなどのほかの栄養素は激減しています。

野菜や果物は、有機栽培のものを選んで食べるなら、栄養も期待できます。私の実家の畑でも有機栽培をしていますが、ここで収穫する野菜は味が濃厚です。野菜本来の味がするということは、ビタミンやミネラルが豊富だということです。

つまり、市販の野菜にビタミン、ミネラルが効果的に利用できるほどの量が含まれていないと推察されます。食卓のバリエーションという意味では、野菜も必要ですが、含まれているビタミン・ミネラルの量は期待しない方がいいと思います。

あまり栄養価のない野菜ばかり食べて、肝心のタンパク質が摂れないようでは意味がないですから、極端に減らす必要はありませんが、「健康のために野菜を増やそう！」とがんばらなくてもいいでしょう。1日に必要なビタミンを野菜だけでまかなうのは難しいですから、ビタミンのサプリメントも必要となります。

インスリン分泌が少ない全粒粉の小麦粉、イモ類等の根菜類はOK

糖質の中でも精製されていない全粒粉やふすまなどを用いたパンは、適量であれば食べても大丈夫です。サツマイモやサトイモなども糖質は多いですが、非精製糖質ですし、ビタミンや食物繊維などのほかの栄養も摂れるので、ある程度摂取しても問題ありません。

とはいえ、糖尿病、ガン、膠原病の人は、一切の糖質を避けるべきです。

病気ではない人は食べてもかまいませんが、イモ類は満腹感を得やすく、食べすぎると肝心のタンパク質が食べられなくなるので、控え目にしたほうがいいでしょう。私は、イモ類はステーキの付け合わせに出てくる程度しか食べないようにしています。

にんじん、レンコン、ゴボウなど、ほかの根菜類についてもイモ類と同様に考えるべきでしょう。

野菜ジュース、果物ジュースはＮＧ

ジュースに含まれているブドウ糖果糖液糖は砂糖と同じものです。砂糖は急激に血糖値を上げますが、果糖液糖はさらに急激に血糖値を上げます。

スポーツドリンクも同様ですので、ジュース類はすべて摂るのを止めましょう。

スポーツドリンクや「エネルギーチャージ」「１日のビタミンが摂れる」などのチューブタイプのビタミンゼリー・スポーツゼリーなどがコンビニでも手軽に入手できますが、これらも口当たりをよくするために、多量の砂糖が投入されています。ビタミン効果以前の問題で、糖質過多になってしまいますので、できれば飲まないでください。

同じ理由で、健康によいとされる市販の野菜ジュースも控える方がよいでしょう。実際の野菜があのように甘いわけはありません。甘さを出すためにさまざまな添加物が使用されています。ぜったいに飲んではいけないとまではいいませんが、控えましょう。

水分として摂取してよいのは、水、お茶、ブラックコーヒーです。ブラックコーヒーにも糖質が含まれるという方がいますが、糖質は100gあたり0・7gですので、ほぼゼロに近い量です。

アルコールは、醸造酒のビール、日本酒はNG、蒸留酒の焼酎、ウイスキーは大丈夫です。ワインは、糖質の少ないものが出ていますので、そうしたものならOKです。

第4章

メガビタミン療法のすすめ

——ATPブーストセットがあなたを救う

これまでの章では、
主に食事の内容を取り上げて
うつ的な症状を消し去る方法をお伝えしてきました。
第４章では、ビタミンやミネラル、
プロテインなどのサプリメントを活用した、
当院の治療法を含めた栄養療法について、
その考え方を中心に解説していきます。
栄養療法に関心がある、うつな気分を払いたい、
でもサプリメントはどこから手をつけていいか
わからないという方に、
ビギナー向けの組み合わせながら、
ほとんどの体調不良やメンタル不調に対して、
とても効果の高いセットをご紹介します。それが
「ＡＴＰブースト（激増）サプリメント４点セット」です。

ATPセットの効果

ATPをつくり出すためのエネルギー代謝

サプリの組み合わせをご紹介する前に、ATPとは何かご説明しておきましょう。

ATP（adenosine tri-phosphate）とは、「アデノシン三リン酸」という、アデノシンという成分に3つのリン酸が結合した物質です。生体内のエネルギーを貯蔵したり、供給したり、運搬を仲介したりする、とても重要な物質で、生きるための「エネルギー通貨」とも呼ばれます。電気にたとえてもわかりやすいと思います。電気がないと機械は動きませんが、それと同様に、ATPがないと人間は動くことができないのです。

体を動かすにも、頭を使うにも、呼吸するにも、心臓を動かすにも、食物を消化吸収するにも、各種ホルモンを合成するにも、ATPが必要です。ATPが十分ある＝元気に過ごせるということです。生体のエネルギー代謝の目的は、必要に応じてこのATPをつくり出すことです。食事から得たブドウ糖や脂肪が持つエネルギーは、ＡＴＰという分子に変換されて、はじめて使えるということになります。

一方、ＡＴＰ不足＝慢性疾患などの病気を発症してしまうということです。ＡＴＰがさらに不足すれば死に至る、ということになります。

現代の質的な栄養失調は、「糖質過多＋タンパク不足＋ビタミン不足＋ミネラル不足（鉄を含む）」に原因があると考えられます。このような食事をつづけることで、エネルギー代謝がうまくいかなくなり、エネルギー不足になります。すなわちＡＴＰ不足です。

ＡＴＰはどのようにつくられるのか

ではこのＡＴＰを十分につくるには、どのような栄養が必要でしょうか。

エネルギーは、グルコース（ブドウ糖）や脂肪酸からつくられます。

※グルコースが材料となる場合

その①【解糖系】＝嫌気性解糖

グルコース（ブドウ糖）をピルビン酸などの有機酸に分解し、グルコースに含まれる結合エネルギーをATPに変換していく代謝過程を「解糖系」といいます。ここでは、グルコース1分子から、「ATPは2個」、つくられます。

その②ミトコンドリアにおける【クエン酸回路】＋【電子伝達系】＝好気性代謝

この代謝の場合は、グルコース→ピルビン酸→アセチルCoA→ミトコンドリア（クエン酸回路＋電子伝達系）という代謝となり、ATPは38個（2個＋36個で計38個）もつくられます。こちらの方が、とても効率がいいわけです。電子伝達系の働きの中には「鉄」が必須であることも忘れないでください。

※脂肪酸が材料となる場合

脂質の構成成分である脂肪酸が材料となるエネルギー代謝の場合には、グルコースの場合の「その②」の部分に直接入ります。脂肪酸からアセチルCoAがつくられ、直接ミトコンドリアのクエン酸回路に入る、というわけです。

脂肪酸の炭素数が16の脂肪酸（＝パルミチン酸）の場合には、クエン酸回路＋電子伝達系で、ＡＴＰは１２９個もできます。グルコースの場合には38個でしたから、脂肪酸はグルコースに比べて非常に高エネルギーであることがわかるでしょう。

つまり、糖質中心の食事から、「高タンパク質＋高脂質＋低糖質食」に変えると、沢山のＡＴＰが得られる、ということになります。しかし、その代謝がうまくいくためには、ビタミンなどの補酵素、補因子が十分にあるということが前提になります。

ＡＴＰブースト（激増）サプリメント４点セット

では、ＡＴＰをたくさんつくるためにはどうすればいいのか。いきなり結論になりますが、それは「ＡＴＰブースト（激増）サプリメント4点セット」を摂取することです。

- 鉄（Fe）：キレート鉄（フェロケル）
- ビタミンＢ：Ｂ50コンプレックス
- ビタミンＣ：Ｃ１０００
- ビタミンＥ：Ｅ４００（d‐αトコフェロール４００ＩＵ含有）

鉄：鉄が不足すると、電子伝達系の機能が低下し、クエン酸回路機能も低下します。フェリチン10程度の場合では、回復に2～3カ月かかります。フェリチン30～50程度の場合では、1カ月程度で回復を実感できます。

ビタミンB：B不足（特にB1不足）では、ピルビン酸がアセチルCoAに代謝されず、クエン酸回路機能も低下します。

ビタミンC：Cは、脂肪酸をミトコンドリアに取り込む際に必要なカルニチンを合成する補酵素です。

ビタミンE：上記に加え、Eが一押しです。E不足があると、呼吸で得た酸素の43％が不飽和脂肪酸の自動酸化のために浪費されてしまいます。

酸素は本来、ミトコンドリア内膜にある電子伝達系で用いられるものです。つまり、酸素不足があれば「好気性解糖」ができなくなります。不飽和脂肪酸の自動酸化が起これば、そこで酸素が浪費されてしまいます。その結果、血液粘度が増加して血流障害を引き起こすと共に、細胞膜やミトコンドリア膜などの生体膜の不飽和脂肪酸の自動酸化により、酸素、ビタミン、ミネラルの吸収障害を引き起こすことになります。

つまり、Eがあれば、酸素、ビタミン、ミネラルのミトコンドリア内への取り込みが改善します。EはB、Cの効果を強める働きがあるということです。

実際、B+CよりもそれにEを追加する方が患者さんの改善の効果が実感できます。B+Cの効果が2倍になるイメージです。

また、ビタミンEに関する注意点についても述べておきます。

ビタミンEには4種類の「トコフェロール」と4種類の「トコトリエノール」があります。4種類とは、α、β、γ、δと名前がつけられています。

ビタミンEには天然型のD型と合成型のDL型があります。

代謝補酵素としての力は、天然型ビタミンE（d‐αトコフェロール）が最も強いといわれます。

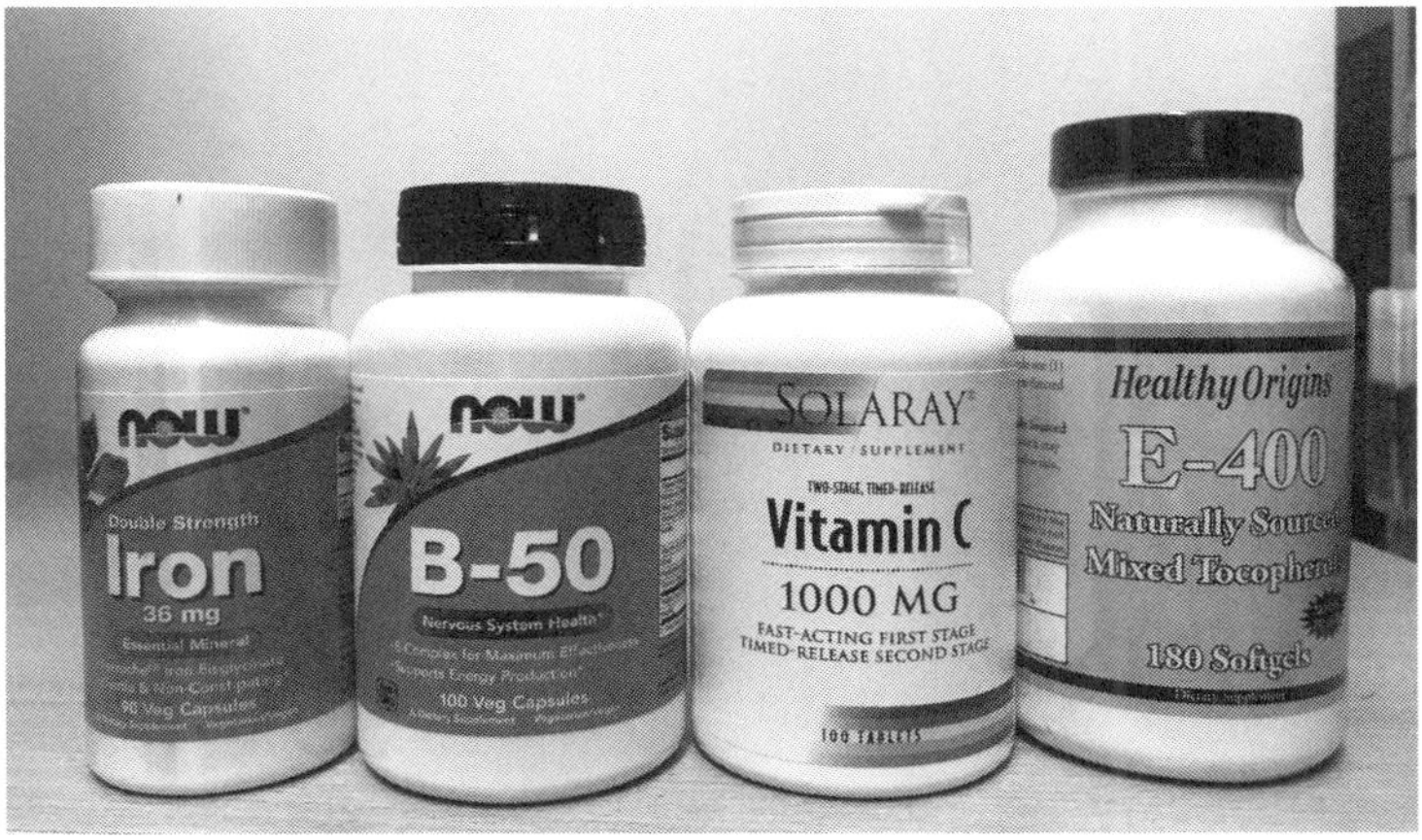

ATPブーストサプリメント4点セット

d‐αトコフェロールを最も多く含むのは小麦胚芽ですが、小麦胚芽を口にする習慣のない日本人は多くがビタミンE不足に陥りやすくなるでしょう。

一方、合成型のビタミンE（DL型）は補酵素結合部位に結合しますが代謝酵素の作用を阻害してしまいます。

ビタミンEの処方薬「ユベラ」は合成のDL型なので効果は乏しいことから、サプリメントのビタミンEは必ず合成型ではなく、天然型を選択してください。

最近になって、γトコフェロールの効果の報告も多く見られるようになってきました。

したがって、私はd‐αトコフェロールと、

４種類のトコフェロールが入ったミックストコフェロールを隔日で服用しています。

ちなみに、現在クリニックで販売しているのは、ｄ‐αが４００ＩＵ含まれているミックストコフェロールです。

このブーストセット、患者さんに大好評です。「すごく元気になった」「代謝がよくなった」「手足が温かくなった」「肌の調子がよくなり化粧のノリがよい」などのお声をいただきます。

〈飲み方の参考例〉

鉄（Fe）：キレート鉄（フェロケル）36㎎、２～３錠、夕もしくは27㎎、３～４錠、夕。

ビタミンＢ：Ｂ50コンプレックス、２錠、朝夕。

ビタミンＣ：Ｃ１０００、３錠、朝昼夕。

ビタミンＥ：Ｅ４００（ｄ‐αトコフェロール４００ＩＵ含有）、１～２錠、朝。

※鉄とＥは同時に摂取してはいけません。Ｅは朝、鉄は夕というように時間をずらし

て服用してください。

B50にはB1、B2、B6などのビタミンB群がそれぞれ50mg入っています。

C1000にはCが1000mg（1g）入っています。

E400にはE（d-αトコフェロール）が400IU入っています。

男性の場合は、鉄は外した3点セットでよいでしょう。

精神病に対してはナイアシンが一押しですが、このセットはほかの全ての疾患に対しては第一選択になるはずです。

鉄・タンパク不足の女性にATPブースト4点セットは有効

鉄・タンパク不足の女性は、BUN10、フェリチン30以下の方が多いです。治療は当然、高タンパク/低糖質食+鉄ですが、実際治療してみると、なかなか甘いものが止められず、改善にかなり時間がかかってしまうことがありました。

そこで、鉄とビタミンB50+ビタミンCを最初から併用すると、かなり短期間で効果を実感できることがわかりました。

ビタミンＢ群はピルビン酸→アセチルＣｏＡの代謝酵素ビルビン酸デヒドロゲナーゼの補酵素です。加えて、クエン酸回路の補酵素でもあります。Ｃは脂肪酸をミトコンドリアに搬入する際に必要なＬ‐カルニチンの補酵素です。

Fe＋Ｂ50＋Ｃのセットはとても相性がよいことになります（Ｂ50にはナイアシンアミドも50mg入っています）。

ＡＴＰが激増すると何が起きるかというと、スムーズに高タンパク／低糖質食が実行しやすくなるのです。過剰な糖質を食べたいという欲求も治まります。加えて、Ｂ50＋Ｃと共にＥを最初から併用するとさらに短期間で効果が出ることもわかってきました。

ビタミンＥは、血管のプラークを軽減して、血流を改善しますし、血中の不飽和脂肪酸の自動酸化を抑制し、血液粘度を下げて酸素の無駄な消費を軽減します。さらに、生体膜（細胞膜、ミトコンドリア膜）脂肪酸の自動酸化を防ぎ、ミトコンドリア内への酸素、ビタミン、ミネラルの取り込みが改善します。

ビタミンＥを追加することで、ビタミンＢ（ナイアシンも含む）、ビタミンＣなどの「水溶性ビタミンの効果が倍増する」イメージです。

うつ・パニック障害だけではなく、統合失調症、摂食障害でも同じように効果がありま
す。繰り返しますが、ビタミンEは必ず天然型を用いることが大切です。

ADHD＋LDの男の子がATPセットでこれだけ1年でよくなった

ATPセットは10歳の男の子の発達障害にも好結果を残しました。小学4年生の男の子
は、自閉症スペクトラム、ADHD＋LD（学習障害）と診断されていました。コミュニ
ケーションが苦手で成績不良、運動も苦手とのこと。血液検査の結果はBUN13・7、フ
ェリチン24でしたので、高タンパク／低糖質食を指導し、フェルム（鉄剤）処方をすると
共に、Nowアイアン＋B50＋C1000＋E400のATPセットを開始しました。

男性は女性に比べると、鉄不足に対してはとても脆弱です。母親に鉄不足があると男の
子も鉄不足となりがちです。

ADHD、LDの男女比は、3～4：1と男の子に圧倒的に多いのです。同じ鉄不足が
あっても女の子より男の子の方がADHD、LDになりやすいのです。

男性では、フェリチン100以下は女性のフェリチン50以下に相当し、男性のフェリチン50以下は女性のフェリチン10以下に相当する最重度の鉄不足だといえます。

その2カ月後、食欲は旺盛で肉なども食べていますが、米が大好きで低糖質食はできていませんでした。それでも集中力が増して、宿題がこなせるようになっただけでも前進でした。

その男の子が小学6年生になりました。BUN12・2、フェリチン55です。プロテインは何度勧めても飲めなくて、米をたくさん食べるので低糖質食はできていません。それでもサプリメントはきちんと飲めていました。

そして、約1年後の変化です。まず体格が格段によくなりました。以前はガリガリだったのですが、筋肉がついてがっちりしてきたのです。そして成績は、以前は「もっとがんばりましょう（3段階評価の1）」がほとんどだったのが、今は「よくできました（3段階評価の3）」がほとんどになるほど、劇的に向上しました。理科は100点が取れるようになったとのこと。苦手だった国語は相変わらず得意ではありませんが、音読が上手になったそうです。

高タンパク／低糖質食＋プロテインができていないにもかかわらず、1年間のATPセットで成績は大幅に改善、優等生になりました。現在、プロテインを加えてもらうようがんばっています。タンパク質が少な目ですので、そこをサポートできれば、さらに伸びるのではないかと思います。

過食症にはプロテイン＋ATPセットが最強

お子さんが一人いる30代前半の女性が、平成29年の5月から過食症に悩んでいました。食べすぎるものの、嘔吐することはなかったそうです。半年余りで体重は10kg増えてしまいました。夜に家の中にあるものをすべて食べてしまうとのこと。食べるものは、当然常温で保存できるパンやお菓子、おにぎりなどの精製糖質です。

平成30年1月に当院を受診され、「抗てんかん薬トピナが過食に効くとネットに書いてあったので処方して欲しい」とのことでした。そこでトピナを処方し、高タンパク／低糖質食を指導。フェルム（鉄剤）＋プロマックD（亜鉛）を処方。Nowアイアン＋B50＋C1000＋E400のATPセットを開始しました。

翌2月には、毎日がんばって卵、肉を食べているといいます。過食はかなり軽減し、気持ちも安定してイライラすることが減りました。トピナも効いているような気がするということなので、プロテイン10g（30cc）を3回、毎食後に摂ることを勧めました。

3月、プロテインを開始して劇的に元気になり、今までこなせなかった家事も普通にできるようになりました。過食はまったくなくなり、元気になったのでトピナは中止したといいます。

あまりにも短期間で元気になったので、母親と息子の血液検査もして欲しいと初診予約を取られて帰られました。

過食症は典型的な重度の「質的な栄養失調」です。血液検査でも、タンパク不足＋亜鉛不足＋鉄不足が診られます。精製糖質過剰摂取のため、ビタミン類も枯渇していると思います。ATP不足となるため、体は嫌気性解糖で（少量の）ATPが得られる精製糖質に走るのです。夜に過食されていたので、鉄不足によるレストレスレッグス症候群（ムズムズ足症候群）とも考えられます。

治療薬のトピナは、過食を止める効果はありますが、対症療法にすぎません。プロテイン＋ATPセットが最強で、しっかり実行すれば1カ月で治ることもあるのです。

主酵素はタンパク質、補酵素（補因子）はビタミン、ミネラル。グルコースが好気性解糖の方に入れれば、たくさんのATPが得られ、脂肪酸のβ酸化も促進されるので、糖質食品の過食はなくなります。

過食症ではないが、どうしても甘いものが止められない人にもプロテイン＋ATPセットを勧めています。ダイエットにもなり、劇的に元気になり、肌の調子もよくなります。

ようやく三石巌先生と同じ治療ができるように

私が2013年くらいから栄養療法に取り組みはじめて約5年、ようやく尊敬する三石巌先生の「自然治癒の健康相談」と同じ治療ができるようになってきたと感じています。

三石巌先生は分子栄養学（三石理論）を提唱された物理学者です。

5年前にはじめて三石先生の『自然治癒の健康相談』を読んだときは、これまでとパラダイムがまったく異なるため、私には理解できませんでした。まさか、こんな治療でよくなるなんて、本当なのだろうかと考え込んだものです。

三石先生は「日本人の食生活ではタンパク不足があり、これが慢性疾患の原因となっている」「ＤＮＡには健康な生命体を維持するためのタンパク質のつくり方が書かれている」「つまり、タンパク不足では健康な生命体を維持できない」ということを強調されています。

三石理論の治療原則は、高タンパク食＋メガビタミン＋スカベンジャー（抗酸化物質）です。私は三石先生の書籍や資料、業績のすべてを読み直して、Facebookでも「自然治癒の健康相談」を計39回記事としてアップしました。三石先生の文章を写経するごとくパソコンで打ち、記事にする作業を繰り返したのです。その時は、何となく理屈は理解できるものの、まだ治療には導入できていない状況でした。

そして、平成29年7月、この「鉄＋ビタミンB50＋ビタミンC１０００＋ビタミンE４００のＡＴＰブーストセット」が完成しました。それ以降、欧米のオーソモレキュラー（栄養療法）で勉強した内容も加味し、「自然治癒の健康相談」と同じ治療ができるようになりました。三石巌先生には改めて感謝を申し上げます。

メガビタミン療法について

医学界の権威によるビタミンへの攻撃

オーソモレキュラー理論を提唱した科学者のライナス・ポーリング博士、精神科医のエイブラム・ホッファー博士の理論も原著を読んで猛勉強しました。特に、ホッファー博士の提唱した汎不足病（Pandeficiency Disease）、つまり、タンパク不足、必須脂肪酸不足、ビタミン不足、ミネラル不足とすべての栄養素が不足する状態は、私が提唱する「質的な栄養失調」と同義となります。

ここで、尊敬するエイブラム・ホッファー博士が、患者から受けた質問と回答をご紹介しましょう。ホッファー博士はカナダの医師でオーソモレキュラー医学という分野を開き、確立した一人です。

質問：そんなにビタミンが有効であるのなら、どうして私の主治医はビタミンを勧めてくれないのですか？

回答：知らないからです。医学教育では栄養学やビタミンのことは全く習わないからです。西洋医学では「先進国では栄養障害がない」ことが前提となっています。だから、患者からビタミンの効果について質問されても、「そんな話は今まで一切聞いたことがない」「そんなことあるわけない」という反応となります。

（Abram Hoffer, Andrew W Saul：Orthomolecular Medicine for Everyone より抜粋）

１９５０年代から、ビタミンなどのサプリメントを用いる治療法は、医学界の権威から無視され、ときには攻撃もされてきました。

たとえば、１９５０年代に高用量のビタミンＥ（ｄ－αトコフェロール）が冠動脈疾患、動脈硬化疾患に効果があるというシュッツの研究成果は、あらゆる医学雑誌から掲載を拒否されたという歴史があります。

シュッツは自ら医学雑誌を立ち上げ、そこに研究成果を掲載しましたが、医学界からは、インチキだと非難されつづけました。

シュッツは自ら高容量ビタミンEを精製し、ユーザーに送り届けようとしましたが、アメリカの郵便局は「インチキ情報のインチキ物質は郵送できない」として、郵送を拒否しつづけたそうです。

もう一つの例は、1950年代、クレナーは10〜100gという高用量のビタミンCがウイルスや細菌感染に有効なことを医学雑誌に20本以上掲載しましたが、医学界からはその成果は全て無視されつづけました。

そして1960年代、ホッファーは統合失調症に対してナイアシン＋Cが有効であることを明らかにしました。そのことを、精神科におけるはじめての二重盲験試験（RCT）で証明しました。

しかし、アメリカ精神医学雑誌（Am J Psychiatry）は掲載を拒否し、今までホッファーは200本以上の論文を書いていたのにもかかわらず、「もう今後、二度とホッファーの論文は受理しない」といいました。

１９７２年、ポーリングの「ビタミンＣのガンに対する効果」の論文は、アメリカ科学アカデミーの会報が論文掲載を拒否しました。アメリカ科学アカデミーは、58年間の歴史を通じて、会員の論文は全て掲載させる方針でした。しかし、この方針を変更してまで、会員であるポーリングの論文掲載を拒否しました。アカデミーの編集部は、その論文をガン患者に対して「誤った希望を与える」可能性があるためだといいました。

現在でも若い医者たちは、「病気は薬で治すものである。栄養失調など存在せず、ビタミンで治すというのはインチキだ」と医学部で教わり、昔の研究成果を知りません。20世紀末までは、医学界の権威と製薬業界は情報を完全にコントロールしてきたといえるでしょう。

しかし、21世紀に入りグーグル検索では様々な情報にアクセスできるようになりました。これからは一般の人の方が自分で健康管理をして、不調も自分で治していける時代です。

もし私がメガファーマの新薬担当責任者だったら

精神医療の学会などでも報告されていることですが、アルツハイマー病治療薬は４種類が発売されています。２０１８年、フランス保険局はこれらの薬剤の効果が乏しいため、保険診療薬から除外することを決めました。また、最近のメガファーマのアルツハイマー病治療薬の臨床治験はうまくいっておらず、撤退を発表している製薬会社もあります。

10年前ころまではアルツハイマーの原因となる「アミロイドβ蓄積」を防ぐワクチンができそうとの話もあったはずですが、進展していないようです。

それも当然でしょう。薬はもともとは体内に存在しない物質であり、酵素代謝阻害作用のあるものです。特にアルツイマー病は酵素代謝阻害では大幅な改善は困難ではないかと考えます。そんな打率の低い開発を行っても難しいのではないでしょうか。

私がもし新薬担当者だったら、発想を転換して、もともと体内に必要な物質が不足し、ニューロンが栄養失調となっているから病気が進行すると考えます。ホッファーのオーソモレキュラーの書物にもそのようなことが記されていました。

特に神経難病では、ナイアシン、ビタミンＢ１のメガ量が必要です。

それなら下記成分の合剤をつくればよいと思いますがいかがでしょうか？

１錠あたり、
ナイアシンアミド５００mg、
ナイアシンアミド以外のＢ50コンプレックス成分、
ベンフォチアミン１５０mg（ビタミンＢ誘導体）、
ビタミンＣ１０００mg、
ビタミンＥ（d-α）１００ＩＵ、
レシチン

１日１錠で開始し、漸増し最大６錠投与。

注意事項として、吐き気が出たらナイアシンアミドが原因なので減量、お腹が緩くなったらビタミンＣが原因なので減量します。

ビタミンだけでは特許が取れず新薬にならないなら、糖新生抑制作用のある糖尿病治療薬メトホルミンを加えればよいのではないでしょうか。最近は、特許切れの降圧薬の合剤も沢山発売されているので問題ないはずです。

メトホルミンなら特許の切れた古い薬剤なので、どこの会社でも使えます。メトホルミンでB12濃度が下がる危険性が指摘されていますが、ビタミンB50にはB12が入っているので問題はないはずです。

アルツハイマー病だけではなく、レビー小体病、前頭側頭型認知症、パーキンソン病、その他の神経難病にも有効だと思います。また、子どものADHD／LD、その他の問題行動にも効果があると思います。

ただし、高タンパク／低糖質食＋プロテインが行えるか否かは家族のサポートにかかっています。

心身共に快適に過ごすための自己管理法

ここまで述べてきたことを少しおさらいしてみましょう。

・糖質を控える
・タンパク質をプロテインで摂る（食事でも肉などタンパク質を摂る）

・ＡＴＰブースト４点セットのサプリを摂る（女性は鉄サプリを必ず摂る）

そして、これらにビタミンＡ・Ｄなども加えればベストです。また、統合失調症の場合などはビタミンＢ群の一つであるナイアシンを大量に摂ることで、改善の症例があります。その他、レシチンなどのサプリも組み合わせて症状に応じたメガビタミン療法を行っています。

当院では高価なビタミンは用いず、インターネットショップでどなたでも購入できる、コストパフォーマンスのよいサプリメントをご紹介しています。

また、私は特定のメーカーにスポンサーになっていただくようなことはしておらず、サプリの品質や価格、効果などを含めてよいと判断したものをご紹介していることを最後に付け加えておきます。

参考　私の日々の食事とサプリメント

日々の食事メニュー

朝は、卵2つで卵焼き、プロテイン30g、果物少々。
昼は、6Pチーズ2個、プロテイン60g。
夜は、肉と魚をメインに。
土曜の夜のみ外食を楽しむ。ただし糖質オフのメニューです。

日々のサプリメント

ビタミンC1g×6~9
ビタミンB50×3
ナイアシン500mg×3
(それぞれ朝昼夕3回用いた1日量)

クエン酸マグネシウム２００mg×２
メガハイドレート（水素）×２（Amazonにて購入）
（それぞれ朝夕2回用いた1日量）

ベンフォチアミン×１
セレニウム２００mcg×１
Nowウルトラオメガ３×２
（それぞれ朝のみ1回）

ビタミンA２５０００IU×１
ビタミンD１０００IU×１
ビタミンE４００IU×５（d-αトコフェロールとミックストコフェロールを隔日で）
トコミン（ミックストコトリエノール）×１
オプチジンク（亜鉛）30mg×３～５

ユビキノール（還元型CoQ10）100mg×2
アセチルLカルニチン500mg×2
Rリポ酸×1
レシチン×3
（それぞれ夕のみ1回）

食べないもの

トランス脂肪酸（マーガリン、ショートニング）は一切口にしない。
精製糖質は一切口にしない。

第5章

栄養改善による症例集

私は、よい治療とは
「実際に治した症例」を提示できる治療
だと思っています。
当たり前のことだと思われるかもしれませんが、
これができていない健康法や治療法は
多いのではないでしょうか。
最後の章では、これまでの食事指導と
メガビタミンの処方をメインとした治療で
回復した症例をご紹介します。

症例が意味すること

きちんと患者を診ているからいえること

ネット上には、「○○という健康法がよい」「いや△△の治療が効く」など、様々な情報が飛び交っています。一般の人から見ると、いろいろな医者がいろいろなことをいっているので、一体どの健康法や治療法が正しいのか判断できなくなってしまうでしょう。

治療者ではない一般の人は、自分で体験したことしか判断できませんので、N（症例数）＝1で判断することになります。勤務医は、通常週2回午前中のみ外来診療を行っているので、N＝200程度でしょう。

私は開業医ですが、開業医の場合は朝から晩まで外来診療を行っているため、N＝10000～15000の症例があります。開業医が最も多数例で検証できる立場にあるので、実際に治療して治した症例を提示しやすいということになります。

たとえば、ビタミンCで風邪が予防できるか否かについての議論も、「論文にどう書いてあったか」よりも、「実際どうなのか」を確認すればよいだけのことではないでしょうか。当院の患者もビタミンCを飲み出して、風邪を引きにくくなったという声が大多数です。ビタミンCが切れたら、また風邪を引きやすくなったので再開したいという声も多数お聞きします。これらの事実を考えると、ビタミンCは風邪の予防に効果があると判断するのが妥当でしょう。

しかし、実際どうなのかを確認せず、つまり臨床で確認せず、あれこれいっているだけの医師は、私からすると「きちんと患者を診ているのだろうか？」と疑問に思います。

私は「高タンパク／低糖質食＋鉄＋分子栄養学（三石理論）＋オーソモレキュラー」がベストの治療法だと確信しています。実際にこの治療で治した症例も数多く提示していま す。どんなにもっともらしい理論を提示しても、実際に治した症例を提示していない治療は意味がない、と考えています。

患者さんを診ること、治療することを置き去りにして、論文から理論展開する医師のいうことは信頼性に乏しいと思います。

論文から理論展開する場合には、その論文がバイアスがかかっておらず、インチキでないことを、まず誰もが納得するような形で証明する必要性があります。患者さんの気持ちとしては、「理屈はどうでもよいから治る方法を知りたい」というのが本音だと思います。「実際に治した症例」を提示しているか否かを確認して、その治療がよい治療なのか否かを判断していただければと思います。

症例の血液検査が示す数値について

ご紹介する症例の中には、受診時の血液検査の数値が頻繁に登場します。栄養療法を実践するにあたり、タンパク質や鉄の充実度を測る指標にするためです。よく出てくる検査項目について解説いたします。「一般的な基準値」というのは、健康な人の多くの検査データをもとにして、統計学的に求められた数値のことで、95%の人が基準値の範囲に該当しているといわれています。

なお、BUN（尿素窒素）とMCV（赤血球恒数）、およびフェリチンについては、当院独自の基準で判断しておりますので、「当院の目標値」として記しておきます。

・**ＢＵＮ（尿素窒素）**……血液中の尿素に含まれる窒素成分のことです。高い場合は腎機能障害、基準値未満はタンパク質摂取不足です（重症の肝機能障害のときにも低くなります）。

○一般的な基準値8～20（mg／dℓ）

●当院での目標値15～20（mg／dℓ）

・**ＲＢＣ（赤血球数）**……赤血球の数で、基準値未満は貧血が疑われます。

○一般的な基準値　男性：４３０～５７０（万個／μℓ）

女性：３８０～５００（万個／μℓ）

・**ＨＧＢ（ヘモグロビン）**……血液中の鉄の量で、基準値未満は貧血が疑われます。

○一般的な基準値　男性：13・0～16・6（g／dℓ）

女性：11・4～14・6（g／dℓ）

・ＭＣＶ（平均赤血球容積）……赤血球の大きさで、基準値未満では鉄欠乏性貧血が疑われます（鉄欠乏性貧血＝小球性貧血）。逆に大きすぎる場合（大球性貧血）には、ビタミンB12不足、葉酸不足が疑われます。

○一般的な基準値80〜１００（fℓ）

●当院での目標値95〜98（fℓ）

・フェリチン……鉄分を貯蔵しているタンパク質の量です。

○一般的な基準値　男性：20〜２２０（ng／mℓ）

女性：10〜85（ng／mℓ）

●当院での目標値１００（ng／mℓ）

フェリチン値について

鉄分不足が貧血の原因である、ということはご存じでしょう。貧血の中で最も多いのが「鉄分欠乏性貧血」です。血液の中のヘモグロビンは、鉄を中心としてつくられており、呼吸を通して取り入れた酸素を体の隅々まで運ぶ重要な役割を担っています。そして運ばれた酸素を用いて、体の隅々で生きるためのエネルギーがつくり出されます。そのときにも鉄の働きが欠かせません。

健康診断で鉄の指標となるのはヘモグロビンだと思っている方も多いのですが、本当の意味で鉄不足の指標となるのは「フェリチン値」です。

ヘモグロビンは血液の中で活動している鉄分です。一方、フェリチンは内部に鉄を蓄えることができるタンパク質で、肝細胞などを中心として全身に分布しています。血液中の鉄分が不足すると、フェリチンに蓄えていた鉄分が放出され、血液中の鉄分量を調整します。ですから、ヘモグロビン値が正常でもフェリチン値が低下していれば、鉄の貯金が減っていることになり、鉄不足の症状が出ます。このことをお金にたとえて、ふだん使う財布のお金をヘモグロビン、貯金分をフェリチンということもあります。つまり、貯金分まで含めないと、本当の家計の状態はわからない、ということです。

フェリチンは一般の健康診断では測定してくれませんが、フェリチンの測定が重要だということに気づいた病院、測定してくれる病院は増えています。

完治への道

症例

「高タンパク／低糖質食＋鉄」でうつ病は完治する

40代後半の女性です。平成29年2月に大好きだったお祖母さんが亡くなり、その2カ月後に娘さんが就職し、家を出て一人暮らしをはじめました。そのころから、寂しさのためか、ふさぎ込む日がつづきました。夜は何度も中途覚醒し、よく眠れません。涙が出て止まらないこともたびたびありました。食欲はそれなりにありましたが、糖質の摂取量は多かったようです。

平成29年4月に当院を受診されました。うつ病と診断しました。血液検査の結果は、BUN10・3、フェリチン14と、やはり鉄・タンパク不足でした。初診の際に、セロトニンを増やすジェイゾロフト（抗うつ剤）25㎎＋ドグマチール（抗うつ剤）50㎎＋メイラックス（抗不安）0・5㎎＋フェルム（鉄剤）を処方し、高タンパク／低糖質食を指導しました。

翌5月、かなり元気になり、夜も眠れるようになったといいます。お菓子やジュースは控え、これまで毎日は食べていなかった卵、肉を食べるようになりました。少し落ち着いてきたので、メイラックスを中止しました。

7月の受診の際は、本人はもうすっかり元気になったといいます。血液検査の結果は、BUN17・7、フェリチン29と順調にアップしていました。この時点でドグマチールを中止しました。

そして10月、すっかり元気になり、薬を飲み忘れるようになったそうです。ジェイゾロフトは隔日服用にして、しばらくしたら中止して様子を見るよう指示しました。薬の量も減ってきたので、このタイミングでメガビタミンを提案し、B50＋C1000＋E400を開始しました。

翌年の平成30年1月、ビタミンを飲むようになって、さらに元気になってきたといいます。肌の調子がよくなったことも喜んでいました。ジェイゾロフトは中止していましたが、まったく問題はなかったので、処方はフェルム（鉄剤）のみとなりました。

血液検査の結果はBUN11・6、フェリチン59と、フェリチン値がしっかり上がっていました。

このように、女性のうつ病は鉄・タンパク不足が原因であったことがよくわかります。高タンパク／低糖質食＋鉄で、半年で薬は必要なくなりました。薬を飲み忘れるようになったら薬は終了です。

元気になってきたところで、タンパク質の食事が少しゆるんできてしまいましたが、フェリチンは上昇していたので、その段階でメガビタミンを開始したことで、また一段と元気になっていかれました。

症例

「職場の人間関係で体調が悪い」と訴える人は、実は栄養状態が悪い

40歳代後半の女性です。半年前から職場の人間関係の悪化に悩みはじめました。そのせいだと思いますが、体調まで悪くなってしまいました。仕事先の人に会うのが嫌になったり、だるくて起きあがれなくなったりして、仕事もたびたび休むようになりました。休んでも体調は回復せず、家事もあまりやる気が起きず、こなせていないということです。

このように、「職場の人間関係」「職場のストレス」を訴える患者さんはとても多いのです。典型的な症例だといえます。

当院への初診は平成30年の2月でした。血液検査の結果は、肝機能をみるＡＳＴ（アスパラギン酸アミノトランスフェラーゼ）13、同じく肝機能のＡＬＴ8、γＧＴＰ11、ＡＬＰ（アルカリホスファターゼ）31、ＢＵＮ11・3、フェリチン6という結果でした。これによって、

典型的な「最重度の鉄・タンパク不足」であることが明らかになりました。

精神科診断的にはうつ病となります。このように栄養が悪いと、柔軟な思考ができなくなります。どうしても極端な考え方に偏りがちです。また、些細なことにも敏感に反応して、落ち込んでしまうことも多い。一度落ち込んでしまうと、いつまでたっても立ち直れないのです。要は、気持ちの切り替えができなくなってしまいます。

ここで鉄とタンパク質をしっかり摂り、栄養状態がよくなると、神経伝達物質が適切に分泌されるようになり、柔軟な考え方ができるようになります。些細なことは軽くやり過ごすことができ、ちょっとやそっとでは動じなくなります。何かあって一度は落ち込んだとしても、落ち込んでも立ち直りが早くなります。気持ちが切り替えられるようになるのです。

精神の不調に、職場環境の悪さが大きく影響しているのは確かです。しかし、その環境改善がすぐに望めない場合、まず自分がそれに動じなくなり、冷静に対応できるようになることが大事です。栄養状態がよくなれば、対人関係などのストレスに強くなります。そうすると、余計なことは気にならなくなったり、堂々と自分の意見がいえたりします。

ストレスに強くなるためには、タンパク質と鉄、これにビタミンB50＋C＋Eを追加すればベストです。

症　例

最も典型的。鉄・タンパク不足を伴うパニック障害

40代前半の女性で、子どもが２人いる専業主婦です。中学生から高校生のころに、貧血で薬を服用していたといいます。平成27年、急に動悸が起こりはじめ、眠れない日がつづきました。年齢的にみても更年期障害かもしれないと思い、婦人科を受診しましたが、特に病名の診断はありませんでした。

その後、平成28年12月に、また急に気分が悪くなりました。息苦しさを感じたり、喉が詰まったように感じたりしはじめました。頭も重く、耳鳴りがすることもありました。飲

み会に出かけたときに、急に気分が悪くなり、めまいを起こして座り込んだといいます。明けて平成29年1月、当院を受診しました。食生活をお尋ねすると、甘いものが好きで、ジュースも頻繁に飲んでいるということです。

血液検査の結果はBUN12・7、フェリチン42でした。重度のタンパク不足です。フェリチンも十分ではありません。

そこで、高タンパク/低糖質食を指導し、ジェイゾロフト（抗うつ剤）25㎎＋ドグマチール（抗うつ薬）50㎎＋メイラックス（抗不安薬）0・5㎎＋フェルム（鉄剤）を処方しました。

翌月、かなり落ち着いてきたといいます。これまであまり食べていなかった卵や肉をしっかり食べるようになりました。メイラックスは中止しました。

4月、かなり元気になり、喉のつまりも軽減したといいます。血液検査は、BUN13・4、フェリチン84、でした。ジェイゾロフト、ドグマチールを1日おきに減量。

平成29年9月になると、喉のつまりもなくなり、ほかの症状もほとんどなくなり、何ともないといいます。フェルムは飲んでいますが、ほかの精神薬は飲み忘れるほどになりました。

フェルムのみ継続し、ほかの薬は終了としました。

平成29年12月のときの血液検査は、ＢＵＮ13・2、フェリチン１００でした。鉄が満たされてからというもの、経過は良好です。鉄不足が改善した典型例だといえるでしょう。

症　例

鉄・タンパク不足で頭が回らない女性もすっかり回復

学校の先生をしている20代後半の女性です。平成24年に第一子を出産しました。その後育児休暇を経て、平成27年４月より教師の職に復帰します。

ところが、すぐに体調不良に悩まされます。頭痛がし、朝は吐き気がしたり、下痢になったりする。そうして気分がどんどん落ち込んでいきました。そんな毎日がつづき、焦燥感が強くなってきました。生徒に勉強を教える先生なのに、頭はぜんぜん回りません。夜も眠れなくなり、夜中に何度も目覚めてしまいます。寝起きの気分はますます悪くなりました。

また、食欲がないと思えば、ドカ食いをすることもあり、体重の変動が大きくなりました。

その様子を見かねた夫と共に、平成27年6月に当院を受診しました。153㎝、51㎏。BUN14・7、フェリチン23。問いかけへの反応が明らかに鈍く、頭の回転が明らかに悪いと実感していました。

まずは高タンパク/低糖質食を指導し、ジェイゾロフト25㎎＋ドグマチール100㎎＋メイラックス0・5㎎＋フェルム（鉄剤）を処方しました。このとき病気休暇のための診断書もお書きしました。

平成27年7月、かなり落ち着いてきたということで、復職することができました。

しかし、3カ月間治療を中断していたところ、11月になって受診。また調子が悪くなってきたということでした。朝、出かけようとすると吐き気がすることがあり、そのうち学校で過呼吸となり救急搬送されてしまいました。

そこで、処方薬を再開し、その後ジェイゾロフトは50㎎に増量しました。再度、病休の診断書を書くことになりました。

翌28年の1月、かなり元気になったということでしたが、まだ1人では外出できない状況でした。食事は卵、肉をしっかり食べているそうです。夜は眠れているのでメイラックスは中止しました。

2月には、血液検査の結果はBUN13・0、フェリチン114。かなり元気になったので復職の可能性が大きくなりました。2月には復職訓練を受け、4月に見事、復職されました。7月の受診時には、その後は安定した状態が持続し、仕事も普通にこなしているとのことでしたので、ジェイゾロフト、ドグマチール、フェルムを1日毎に減量することにしました。9月の血液検査は、BUN19・9、フェリチン100と、タンパク質も回復していました。「今年は夏バテがほとんどなかった」とのことでした。

平成30年7月の受診では、4月に異動となったそうですが、問題なく仕事をこなせているとのことでした。診察したところ、とても元気で、受け答えからも頭の回転がよい状態であることがわかりました。食事は卵と肉をしっかり食べていました。まだ薬を完全に止めるのはこわいということなので、時々は服用することにしました。

彼女は典型的な妊娠出産後の鉄・タンパク不足でした。動物性タンパク質をしっかり摂取するという食事アドバイスを守って、BUNが19・9に回復できたのは素晴らしいことです。鉄・タンパク不足が解消すると夏バテしなくなる。彼女の初診時は、当院ではまだプロテインを推奨していなかったことから、回復まで時間を要しましたが、プロテイン＋ATPセットなら、さらに早く回復できたと思います。

症　例

パニック発作に苦しむ女性がプロテインで回復

40代後半の女性です。平成18年に第一子を出産しました。平成22年、電車に乗っているとき、エレベーターの中にいるときに、パニック発作が起こりました。また発作が起きたらどうしようという不安（予期不安）も強くなり、近くの精神科を受診しました。

そのクリニックで、パキシル30～40㎎投与を受け、症状はいったん落ち着きました。平成27年、パキシル12・5㎎に減量し、その後中止しました。

ところが、平成27年10月、パニック発作が再び起こってしまったのです。息が苦しくなり、家事もこなせなくなりましたが、こうした体調不良を夫が理解してくれないため、さらに精神的にも追い詰められてきました。

平成28年1月、当院を受診し血液検査をしたところ、BUN12・1、フェリチン8でした。極端な鉄不足であり、タンパク質も不足しています。パニック発作のほかに、立ちくらみもあるということでした。

食事はもともとご飯と簡単な野菜のおかずだけという粗食だったそうです。

そこで、高タンパク／低糖質食を指導し、ジェイゾロフト25㎎＋ドグマチール１００㎎＋メイラックス0・5㎎＋フェルム（鉄剤）1錠を処方しました。

平成28年3月の再診時には、卵や肉をしっかり食べているといってくれました。パニックの発作もかなり落ち着いたということだったので、メイラックスを中止しました。

翌4月の受診の際の血液検査では、BUN10・6、フェリチン27までアップしました。その2カ月後の6月は、調子がよくなり、電車にも乗れるようになったということです。そこで、ドグマチールは中止しました。しかし、ジェイゾロフトをやめる自信はないというため、25㎎で継続しました。

平成28年10月の受診の際の血液検査では、BUN12・0、フェリチン67まで回復しました。

その後は悪化することなく順調でしたが、平成29年8月には、生理前にイライラする、立ちくらみがある、ということでしたので、ビタミンCとビタミンEを開始しました。

平成30年2月、血液検査ではBUN12・3、フェリチン65でした。タンパク質の量の目安であるBUNが上がらないので、プロテインを開始しました。

その約5カ月後の受診ではプロテインを開始して、とても元気になったということ。また、立ちくらみがなくなり、体力もついたそうです。薬もジェイゾロフト25㎎を1／2錠、隔日に減らしています。

平成28年ころは、当院でもまだプロテインを推奨していませんでした。この女性はこれまであまり食べていなかった卵や肉をがんばって摂っていたのですが、それだけではタンパク不足はなかなか解消されなかったことがわかります。女性こそプロテインが必要だということがわかる症例です。

症例

ADHD傾向の4歳の男の子、3カ月で落ち着いてきた

4歳の男児です。母親は妊娠中から貧血を指摘されており、BUNは一桁と重度のタンパク不足が窺えました。平成29年9月から、高タンパク／低糖質食＋プロテイン＋鉄＋メガビタミンで劇的に元気になった症例です。

男児は100㎝、14・2kg。多動で落ち着きがありません。言葉の遅れも感じられ、会

話が成立しにくい状態でした。喘息の治療を受けていました。ピアノを習っているとのことですが、体幹が不安定な状態なので、よい姿勢で弾くことができませんでした。血液検査では、フェリチン64でした。

お母さんが私の症例集を見て、サプリメントを選択し、子どもに与えることにしました。チュアブル鉄27㎎×3〜4。高タンパク／低糖質食を開始し、キレート鉄27㎎、ビタミンB50、ビタミンC、オメガ3を開始しました。

平成30年3月、当院を受診。プロテインを勧めることにしました。インクレミンシロップ（鉄剤）を処方しました。ビタミンA10000IU、ビタミンB50×1／2、ナイアシン250㎎、ビタミンC2000㎎、ビタミンD5000IU。ビタミンE400IU、オメガ3、その他、亜鉛とマグネシウムも摂取しました。

6月には、BUN13・9、フェリチン127になっていました。インクレミンは飲めていない状態で、プロテインも嫌がりあまり飲めていないものの、高タンパク／低糖質食はきちんとこなせていました。

その結果、会話が普通にできるようになりました。落ち着きが出てきたのです。お母さんが喜んでいた変化としては、じっと立って歌えるようになったこと、皆と一緒の作業ができるようになったこと、喘息症状が出なくなったこと、そして、自ら友人を誘い、遊ぶようになったことです。ピアノの先生からは、急に体幹がしっかりしてきたといわれたそうです。

食事療法やメガビタミン療法は、３〜６カ月、指示量が摂取できれば、ほぼ全員回復しています。半年でＩＱも20程度上昇する場合が多いです。年単位で継続すればさらに改善するはずです。ポイントは、神経発達に必要な栄養素を十分量与えつづけること。そうすれば、勉強も運動も得意になると思います。

症例

本を読んで受診した貧血＋うつ病女性、1年弱でほぼ完治

5年前からマクロビオテック（菜食療法）をつづけてきたという40代前半女性です。マクロビを実践する以前から、貧血を指摘されていました。3歳のお子さんの子育て中でしたが、平成29年8月に夫が海外赴任することが決まりました。それに絡んで、義父母から頻回に電話がかかるようになり、一気に不安感が押し寄せ、イライラして子どもに当たるようになってしまいました。感情が高ぶると涙が止まらなくなってしまうこともありました。

9月に入り、私の前著を読んで当院を受診。血液検査はBUN16・7、Hgb8・6、フェリチン6という鉄不足が判明しました。薬はジェイゾロフト25mg＋ドグマチール50mg＋メイラックス0・25mg＋フェルム（鉄剤）を開始し、高タンパク／低糖質食＋プロテイ

ンを指導しました。また、サプリメントはＮｏｗアイアン＋Ｂ50＋Ｃ１０００＋Ｅ４００のＡＴＰセットを標準量で開始しました。

翌10月にはすっかり落ち着いてきたということなので、メイラックスは中止し、プロテインをしっかり飲んで、高タンパク／低糖質食を継続してもらいました。

12月の血液検査では、ＢＵＮ18・０、Ｈｇｂ12・７、フェリチン43と改善してきましたので、この時点でドグマチールを中止。しかし、平成30年３月には、落ち着いてはいるものの、ときどき不安が強まることがあるという訴えがあり、不安、抑うつに効果があるナイアシン１００㎎×３を開始しました。

平成30年５月の血液検査では、ＢＵＮ15・６、Ｈｇｂ12・２、フェリチン94と鉄の指標が著しく向上していました。翌６月の受診時には、すっかり落ち着いた様子でした。ジェイゾロフトを隔日服用に減らし、問題なければ中止するよう伝えました。フェルムのみ継続しています。

マクロビや玄米菜食をしてきた女性は、最重度の鉄・タンパク不足の人が極めて多数だといえます。貧血の改善には、まずタンパク質、そして鉄、ビタミンＢ６、葉酸、Ｂ12、ビタミンCなどが必要です。この女性は本を読んで受診されたので、最初からプロテイン＋ATPセットを継続していました。それでも治るまでに1年近くを必要としました。プロテインなし、メガビタミンなしの治療だとしたら、改善まで数年は要すると思います。

症　例

学習障害（LD）の男の子、6カ月で優等生になった

平成29年9月、30代後半のお母さんが学習障害（LD）と診断されている6歳の男の子と共に受診しました。私のFacebookの記事および前著も読んで、少し前から高タンパク／低糖質食を開始していました。

男の子は110㎝、18・4kgの小学1年生。学習障害（LD）と診断されています。言葉の遅れがあり、発語も不明瞭です。まだ平仮名の読み書きができず、国語も算数もテス

トはほぼ０点だといいます。また、手先も器用ではなく、よく気が散りボーッとしていることから、転倒することが多いとのこと。体幹が弱く、ダンスなども含めて運動は苦手でした。

血液検査の結果、ＢＵＮ18・7、フェリチン20でした。プロテイン10g×2、キレート鉄であるアドバンストフェロケル27㎎×2～3錠、ビタミンＢ50、ナイアシン、ビタミンＣ、ビタミンＥを開始しました。

そして12月に再診。なんと、劇的に元気になっていたのです。友人との会話が上手にできるようになり、コミュニケーションが円滑にとれるようになりました。体の動きがしっかりして、上手にスピーディに走れるようになりました。そして、勉強に集中できるようになり、根気もつづくようになったのです。まず、漢字テストの点数が大幅に上がりました。

血液検査の結果も、ＢＵＮ26・7、フェリチン１６７と上昇しています。ナイアシン５００㎎×2＋ナイアシンアミド５００㎎×2を飲み、鉄は満たされてきたので、現在のフェロケル2～3錠を隔日１錠に減らすよう伝えました。

そして平成30年4月に再受診。なんと文字の読み書きができるようになり、分厚い本もすらすら読めているとのことでした。国語も算数も80〜100点を取れるようになっていました。優等生レベルです。

運動もほかの子どもたちと同じように普通にこなせるようになりました。とはいえ、まだ手先は不器用で、ほかの子らとの協調性もいまひとつとのこと。血液検査はBUN17・4、フェリチン150としっかりしてきました。

半年前に比べて体重は3kg増えています。プロテイン20〜30g、ビタミンは、A、B、ナイアシン、C、D、Eを服用。B100×2、C4〜5g、E400IU。以前はナイアシン1g＋ナイアシンアミド1gでしたが、吐き気が出たことから、現在はナイアシン1g。レシチン、オメガ3、鉄剤も服用しています。

半年で劇的な改善をしたのには私も驚きました。テストも高得点をとれるようになり、少し前までいつも0点だったとは思えません。ほかのADHD、LDと診断された症例でも、苦手だった読み書き、漢字が2〜3カ月で改善する例は多いのです。協調運動や運動神経が改善するにはもう少し時間がかかるのも、ほかの子と同じです。プロテイン体重×

1g以上、B、ナイアシン、C、Eメガ量が最も効果があります。

症　例

産後の鉄・タンパク不足にはATPセットが最強

30代前半の女性です。平成28年12月に第一子を出産しましたが、出産後にイライラすることがつづきました。イライラがひどく些細なことで夫に当たるようになります。夜になると混乱し、パニックになり救急車を呼んだこともありました。そのため、実家で休養することになりました。

実家の内科では漢方薬の抑肝散、補中益気湯を処方され、次第に落ち着いて過ごせるようになったとのことです。

平成29年11月、夫の元に戻りましたが、再び不安が強まりイライラして夫に当たるようになってしまいました。

そして平成30年2月、当院を受診。血液検査の結果はBUN16・2、フェリチン33でした。PMS（月経前症候群）が悪化したようだといいます。これまで飲んでいた抑肝散3包、補中益気湯3包を継続し、これにフェルム（鉄剤）を処方、高タンパク／低糖質食を指導、プロテインを推奨しました。また、キレート鉄サプリのNowアイアン＋B50＋C1000＋E400を開始しました。

翌3月、かなり元気になり、困ったこともなくなったそうです。イライラしなくなったので夫も驚いているとのこと。PMSも治まりました。卵と肉はがんばって食べているそうですが、プロテインは飲んでいませんでした。症状が改善したので、2種類の漢方3包を2包に減らしています。

産後の鉄・タンパク不足で、夫に当たるのはよくあるパターンです。こうした患者さんはやはりフェリチン10以下の方がほとんどです。

鉄・タンパク不足で夫に当たり、関係がうまくいかなくなることも多いのではないかと思います。

高タンパク／低糖質食＋鉄剤が治療の基本となりますが、これだけですと改善に時間を要します。ＡＴＰセットにすることで、実感として4倍速で改善すると思います。さらにプロテインも追加してくれれば、なおよいでしょう。

まとめますと、ＰＭＳにはＢ６＋Ｅが有効。ＡＴＰセットは、鉄＋Ｂ50＋Ｃ１０００＋Ｅ４００。

鉄は、27㎎３～４錠、もしくは36㎎２～３錠を推奨します。

〈産後うつに対応するビタミンの基本量〉

ビタミンＢ50：２錠、朝夕。

ビタミンＣ１０００：３錠、朝昼夕。

ビタミンＥ４００：１～２錠、朝。

鉄：夜に摂取。

〈産後うつ・症状が重い場合のメガ量〉

ビタミンB50：3～6錠、朝昼夕。
ビタミンC1000：9～12錠、朝昼夕（腸耐性用量の2／3程度）。
ビタミンE400：3～5錠、朝。

症例

プロテインと鉄剤を飲んでいても妊娠すると鉄・タンパク不足になる

初診時20代後半の女性です。平成24年、第二子出産後うつ病を発症し、当院を受診しました。BUN9・8、フェリチン19。高タンパク／低糖質食、ジェイゾロフト、ドグマチール、フェロミア（鉄剤）などで速やかに症状は改善し、最近はフェロミアのみ処方しました。

平成29年ころから私のFB記事を見て、プロテイン、メガビタミンを開始して体調は非常によいということです。

29年7月、第三子妊娠が判明しました。血液検査の結果は、アルブミン４・６、ＢＵＮ10・２、フェリチン83でした。高タンパク／低糖質食を強化し、プロテイン20ｇをつづけるよう伝えました。

ところが、平成30年３月の妊娠９カ月目、気持ちが落ち込んで涙が止まらないと訴えました。血液検査の結果、アルブミン３・５、ＢＵＮ10・０、フェリチン28と低下していました。プロテインはときどきしか飲んでいなかったといいます。そこでプロテイン20ｇ×３に増量するよう指示をしました。

このように、プロテインと鉄剤を飲んでいても、妊娠すると急激にアルブミンやフェリチンが低下します。この患者さんは元気になったときでもＢＵＮは10前後と、タンパク質不足がつづいていたのが、うつ症状再発の原因だと思われます。このような患者さんには、妊娠が判明した時点で、プロテイン体重×１ｇ以上で、食事と合わせてプロテインスコア換算体重×２ｇ程度のタンパク質摂取が必要です。

体重50kgの女性なら、プロテイン20ｇ（60cc）×３程度必要と思われます。

症例

プロテイン＋ATPセットで家庭崩壊の危機を救う

職業は医師で、3人のお子さんの母親（40代前半）です。平成16年に第一子を出産後、うつ病を発症しました。それ以降、近くの精神科クリニックに通院し、投薬治療をつづけていました。こうした状態でしたので、出産後は医師の仕事には就いていませんでした。

ここ数年は、パキシル（抗うつ剤）40㎎を処方してもらいながら薬物治療を継続していたということです。パキシルを減量すると症状が悪化して動けなくなっていたということです。

平成29年10月、私の著書をお読みになった夫の勧めで当院を受診されました。うつ症状のため、寝込んでしまう日も多く、家事や子どもの世話がこなせないとのことです。生理の出血が多く、生理が終わるとさらに動けなくなってしまいます。夫とも衝突することが増えてしまい、家庭崩壊の危機だと漏らされました。3人のお子さんのうち、2人は不登校であることも心配でした。

血液検査の結果は、BUN9・2、フェリチン11でした。顕著な鉄・タンパク不足です。高タンパク／低糖質食＋プロテイン（体重の1／2g）を指導し、パキシル40㎎にフェルム（鉄剤）を追加しました。サプリメントは、Nowアイアン36㎎＋B50＋C1000＋E400を開始しました。

翌11月、かなり元気になり、学校や地域の行事に出られるようになりました。プロテインはしっかり飲んでいるとのこと。ビタミンのナイアシン100㎎×2も開始しました。平成30年2月に入り、すっかり元気になり、活動的に動けるようになってきました。血液検査は、BUN21・6、フェリチン72と改善しています。

家庭の中の状況も平和を取り戻し、家庭崩壊の危機を回避できたということです。子どもたちにもビタミンサプリを飲ませており、情動が安定してきたとのこと。本人も子どもたちに勉強を教える心の余裕が出てきました。夫自身もサプリを飲みはじめて、情緒が安定してきたと感じるそうです。

ナイアシンを増量し、パキシルを2週毎に10㎎ずつ減量するように伝えました。

彼女は典型的な出産後の鉄・タンパク不足でしたが、プロテイン＋ATPセット（鉄、B50、C1000、E400）にて3カ月で劇的に改善しました。生理の出血が多い過多月経には、ビタミンEが有効です。タンパク質と鉄の数値の改善が顕著でした。

お子さんたちも、おそらく鉄・タンパク不足が不登校の一因かと思われます。あと3カ月つづけたら学校に行けるようになるでしょう。

その後、ほぼ1年経過していますが、患者本人は10年ぶりに普通に家事がこなせるようになり、PTAなどの学校行事にも参加できるようになりました。

3人のお子さんは、プロテインを飲めたり飲めなかったりの状況ですが、以前よりも学校に行けるようになっているようです。

〈女性のうつ症状改善のための参考量〉

ATPセットは、鉄＋B50＋C1000＋E400。

鉄剤は、27㎎×3〜4錠、もしくは36㎎×2〜3錠を推奨します。

基本量：

B50、2錠、朝夕。

C1000、3錠、朝昼夕。

E400、1〜2錠、朝。

（鉄は夜）

メガ量：

B50、3〜6錠、朝昼夕。

C1000、9〜12錠、朝昼夕（腸耐性用量の2／3程度）。

E400、3〜5錠、朝。

症　例

中年の単身男性で糖質ばかり摂取

東京の大学を卒業後、公務員として勤務をつづけていた40代前半の男性です。独身で一人暮らしでした。走ることを日課にしておられ、マラソン大会にも出場するなど活発に過ごしていました。しかし、平成28年1月にうつ病を発症してしまいます。しばらく通院治療を受けましたが、仕事をこなせずに休職に追い込まれました。復職訓練を受けてがんばっていましたが、うまくいかず、休職の状態はつづいていました。この間、当然ながら主治医からは食事内容についての指導はまったくありませんでした。平成29年3月、東京での一人暮らしもつらくなり、実家に帰り休養することになりました。

平成29年3月が当院初診で「眠りが浅い、頭がおもい、体がしんどい、気持ちが沈む」

と訴えられます。診察をしていても、明らかに頭の回転が遅く、反応が鈍いという印象でした。服用中の薬は、パキシルＣＲ（抗うつ薬）25㎎＋コントミン（抗精神病薬）25㎎＋フルニトラゼパム（睡眠導入剤）２㎎＋レンドルミン（睡眠導入剤）０・25㎎。血液検査の結果、フェリチン56でした。

治療は、高タンパク／低糖質食＋プロテインを指導し、フェルム（鉄剤）開始、ナイアシン＋Ｂ50＋Ｃ開始。ナイアシンは５００㎎で開始し、徐々に増量していきました。

６月、フェリチン１００となったのでフェルムは中止しました。一方、ナイアシンは徐々に増量し３０００㎎としました。毎日、卵3個と肉を食べて、プロテインもしっかり飲んでいます。このころからかなり、言葉に活気が出てきた印象がありました。

不眠は改善したため、コントミン、フルニトラゼパム、レンドルミンなどの薬は中止しました。11月にはすっかり元気になり、マラソン練習を2年ぶりに再開しました。また、復職訓練のために東京に戻ることにするということで、精神科の紹介状を手渡しました。薬は、パキシルのみ。

この男性はフェリチン56ですが、男性でこの数値は鉄不足です。男性は、フェリチン１

００は必要です。独身で一人暮らしであったことから、うつ病発病前は糖質ばかり摂取していた様子でした。鉄・タンパク不足の改善に加え、ナイアシンを中心としたメガビタミンを行いましたが、これは非常に適切な治療です。

パキシルは急に中断すると離脱症状をきたすため、復職後問題なければ、徐々に減量後に中止できると伝えました。薬の継続については、紹介先の主治医の判断に従うようにお伝えしました。メガビタミンや食事などの栄養療法については、主治医に相談しても無駄ですから、自己責任で健康自主管理をするように伝えました。

症例

中高年の単身男性は鉄・タンパク不足になる

60代前半の男性です。独身で長年の一人暮らし。平成30年2月、職場の同僚が退職後、急に眠れなくなってしまいました。夜になると胸が圧迫され、動悸がします。食欲が低下し、２週間で体重は２kgも減ってしまったといいます。眠れないと悪いことばかり考えてしまい、うつではないかと３月に当院を受診しました。

まずは、高タンパク／低糖質食を指導し、ジェイゾロフト50mg＋ドグマチール１００mg＋メイラックス１mgを処方しました。

１週間後の再診では、ＢＵＮ10・２、フェリチン43でした。薬のおかげで熟睡できて、食欲も回復したといいます。そこで、プロテイン20g（60cc）×２回、フェルム（鉄剤）も追加してもらいました。

男性は鉄不足に陥る方は少ないのですが、一人暮らしの中高年男性は食生活では鉄不足へ一直線です。この方は、毎日ラーメンばかり、コンビニ弁当ばかりなど、同じものばかり食べる傾向がありました。男性でフェリチン50以下は、女性のフェリチン10以下に相当する最重度の鉄不足だといえます。

また、長年タンパク不足だと、フェルムを飲んでもフェリチンはなかなか増えません。プロテインを含む高タンパク食をつづけていると、ようやく３〜６カ月後くらいからフェリチンが増えはじめます。

5月になって普通に戻り、元気になった気がするそうです。プロテインの効果を実感できるらしく、毎日欠かさず飲んでいました。この時点でメイラックスは中止しました。

翌6月、すっかり何ともない普通に戻ったといいます。BUN13・5、フェリチン46という結果でした。ジェイゾロフト、ドグマチールを隔日服用に減量しました。

8月にはもう心配なさそうでしたので、ジェイゾロフト、ドグマチールも中止し、フェルムのみ継続しています。

症例

起立性調節障害（OD）で不登校となった中学生、3カ月で元気になった

中学2年生の男の子の症例です。

朝起きられない、という悩みは多くの方が抱えているのではないでしょうか。特に子どもが朝起きないという悩みを抱える親御さんは多いようです。

起立性調節障害（ＯＤ）とは、思春期に起きることが多い自律神経機能不全の一つです。重度の場合は、ＯＤをきっかけに日常生活のリズムが崩れて、不登校やひきこもりを起こすことも危惧されています。

当院を受診されたのも、ちょうど思春期に差しかかった中学2年生の男の子とお母さんでした。朝が弱く、お母さんが何度起こしても起きられません。ようやく起きてきても、朝食が食べられないという状態です。学校を休むことが増えてしまったことから、近くの病院を受診したところ、起立性調節障害（ＯＤ）と診断されました。

その翌年となる平成30年6月、お母さんが私のブログ記事を見て、当院を受診されました。まずお母さんが妊娠中に貧血があったため、フェジン（鉄剤）の静脈注射を受けていたことがわかりました。

男の子も相変わらず朝が起きられず、立ちくらみもつづいています。血液検査をしたところ、ＢＵＮ14・1、フェリチン22という数値でした。早速、高タンパク／低糖質食＋プロテイン20g(60cc)×2を推奨し、フェルム(鉄剤)、C1000、Nowアイアンを開始しました。

翌7月、プロテインを毎日2回しっかり飲めており、鉄剤、サプリも飲めているとのことでした。2カ月後の9月には、朝はお母さんに起こしてもらっているものの、以前より朝起きがかなり良くなってきました。学校も休まずに毎日登校しています。プロテインは毎日2回を継続しています。ただし、朝食を食べる量がまだ少なく、立ちくらみは起きるということです。この時点でBUN17・4、フェリチン69と数値は改善していました。

このように、ODについては、プロテインを毎日2回飲めれば2~3カ月で明らかな効果が出ます。ODになってしまうお子さんは、欠食するとか食が細いという子が多く、「この子は大食漢で困っています」という子はいません。しかも全員、母親から引き継いだ鉄不足の状態です。

フェリチンは順調に増えており、あと3カ月でフェリチン100を超えれば、治っていくと思います。病院を受診できずフェルム(鉄剤)の投与を受けられない人は、Nowアイアン36㎎×４錠で代用できます。フェルムは１００㎎なので、36㎎×４の方がより強力でしょう。

あとがき

「健康自主管理」とは三石巌先生が残された言葉です。自己の健康管理を他人任せにせず、自ら調べて自ら解決する、ということを意味しています。

オーソモレキュラー（栄養療法）のアンドリュー・ソウル博士も「doctor yourself（あなた自身が医者）」といっています。健康管理を医者任せにしないことと、あなたの主治医はあなた自身であることを強調しているのです。

ほとんどの慢性疾患は、質的な栄養失調が原因なので、疾患の治療法は同じであるということになります。それが、「高タンパク質＋低糖質食＋メガビタミン＋適切な脂肪酸＋適切なミネラル」なのです。どれだけの量を摂取すればよいかは、本書で述べてきましたが、個体差が非常に大きいので、自分で実践して体感して、その都度修正していくことが必要になります。

なんとなく不調を感じる人は、第1～3章でお伝えした食事を守ることで元気になれるでしょう。慢性疾患で薬物治療中の人は、第4章でお伝えしたメガビタミンも直ちに実行すべきでしょう。これで改善すれば、減薬・断薬も可能になるはずです。

栄養療法については、残念ながら一般の医師に相談しても理解はなかなか得られないと思います。「そんなものは意味がない」とか「鉄の過剰摂取が心配」といわれて、県外から当院にいらっしゃる患者さんもいます。医学部では「先進国では栄養失調は存在しない。慢性疾患の原因は不明である」すなわち「治す方法はない、したがって対症療法のみを行う」ということしか教えていないからです。

病気の予防や改善は、あなた自身が栄養を見直すことからはじめることができるはずです。実行あるのみです。

参考文献

1）三石巌『健康自主管理システム１～５』（阿部出版）
2）三石巌『全業績１～27』（現代書林）
3）Abram Hoffer, Andrew W. Saul: Orthomolecular Medicine for Everyone: Megavitamin Therapeutics for Families and Physicians.
4）Helen Saul Case: Orthomolecular Nutrition for Everyone: Megavitamins and Your Best Health Ever.
5）Abram Hoffer, Andrew W. Saul, Harold D. Foster: Niacin: The Real Story; Learn About the Wonderful Healing Properties of Niacin.
6）Steve Hickey, Andrew W. Saul: Vitamin C: The Real Story: The Remarkable and Controversial Healing Factor.
7）Michael J. Gonzalez, Jorge R. Miranda-Massari, Andrew W. Saul: I Have Cancer: What Should I Do?: Your Orthomolecular Guide for Cancer Management.
8）Andrew W. Saul: Orthomolecular Treatment of Chronic Disease: 65 Experts on Therapeutic and Preventive Nutrition.
9）Andrew W. Saul: Doctor Yourself: Natural Healing That Works.

◉著者の本、FB、ブログ、FB グループ
藤川徳美『うつ・パニックは「鉄」不足が原因だった』（光文社新書）
藤川徳美『分子栄養学による治療、症例集』（NextPublishing Authors Press）
著者の Facebook（https://www.facebook.com/tokumi.fujikawa）
こてつ名誉院長のブログ（https://ameblo.jp/kotetsutokumi/）
Facebook メガビタミングループ（https://www.facebook.com/groups/1727173770929916/）

◉サプリメントの購入
iHerb
https://jp.iherb.com/
iHerb、マイページ（自分の推奨サプリメントを掲載しています）
https://jp.iherb.com/me/5392347043143371124

著者略歴

藤川徳美

1960 年、広島県生まれ。医学博士。

1984 年、広島大学医学部卒業。

広島大学医学部附属病院精神神経科、

県立広島病院精神神経科、

国立病院機構賀茂精神医療センターなどに勤務。

うつ病の薬理・画像研究や、MRI を用いた

老年期うつ病研究を行い、老年発症のうつ病には

微小脳梗塞が多いことを世界に先駆けて発見する。

2008 年に「ふじかわ心療内科クリニック」

（広島県廿日市市）を開院。

気分障害、不安障害、睡眠障害、ストレス性疾患、

認知症に対して多面的な治療法を採用しながら

治療にあたっている。

著書に『うつ・パニックは「鉄」不足が

原因だった』（光文社新書）、『分子栄養学による治療、

症例集』（NextPublishing Authors Press）がある。

うつ消しごはん

タンパク質と鉄をたっぷり摂れば
心と体はみるみる軽くなる！

2018年11月15日　第1版第 1 刷発行
2024年 7 月31日　第1版第23刷発行

著者
藤川徳美
編集協力
林口ユキ
デザイン
杉山健太郎
DTP
山口良二
発行人
宮下研一
発行所
株式会社方丈社
〒101-0051
東京都千代田区神田神保町1-32 星野ビル2F
Tel.03-3518-2272 / Fax.03-3518-2273
https://www.hojosha.co.jp/
印刷所
中央精版印刷株式会社

ISBN978-4-908925-40-5